おいしく食べて、元気に生きよう

乳がんの人のためのレシピ

乳がんとニュートリション研究会／編
福田 護、岡山慶子、加藤奈弥／著

はじめに

人生を織りなす
ステキな家庭料理を

聖マリアンナ医科大学　乳腺・内分泌外科教授
乳がんとニュートリション研究会代表
福田　護

書家で、陶芸家で、料理人で、稀代の美食家としても知られる北大路《きたおおじ》魯山人《ろさんじん》は、「家庭料理は料理というものにおける真実の人生であり、料理屋の料理は見かけだけの芝居ということである」と喝破しています。実際、多くの女性は、自分の手と心でつくった食事や料理で、自分を表現し、自分と家族の人生を彩り、それぞれの家庭の食文化をつくっています。

わが国では、20人に１人の女性が生涯で乳がんになります。女性が乳がんになると、自分が手がけてきた食事や料理に大きな不安を感じると言います。「自分の食生活や栄養の偏りが発病の原因のひとつ」と考える乳がんの女性が少なくないからです。そして、自分自身が生き抜くために、娘が乳がんにならないために、家族の健康を守るために、それまでの食生活を変えようとします。

しかし、乳がんの女性が自分に適した食事や栄養や料理の知識を求めようとしても、相談する専門家がいないのが現状です。食事や栄養についての知識がない主治医は、「脂肪を摂りすぎないで、バランスのよい食事をするように」と言う程度です。一方、栄養士は乳がんとその治療の知識が十分でないため、適切なアドバイスをしたくてもできない状況です。

料理をつくる機会が多い女性にとって、食事療法は自分でできる治療法です。それにもかかわらす、乳がんに罹った女性はしっかりとした食事指導を受けることができず、正しい情報を求めて困惑しています。

乳がんには予防、治療、経過観察、再発、ターミナルなどまったく異なった時期があります。そのため、それぞれの時期や状況によって適した食事・栄養が違うはずです。治療時期に限っても、ホルモン療法中と化学療法中では違うはずです。しかし、そこに踏み込んで教えてくれる本がありませんでした。

そこで、今わかっている食事や栄養に関する知識を整理し、乳がんにとってよい食生活を送ってもらうために、本書が企画されました。そのきっかけとなったのは、乳がんの食事指導に先進的に取り組んでいる米国のがん専門病院と数年前から何度も交流を重ねていた（株）朝日エルの岡山慶子さん、廣瀬瑞穂さん、共立薬科大学の松本佳代子さん（現在は米国アクィナス大学に留学中）と出会ったことです。そして何よりも、料理研究家の加藤奈弥さんが、これに共感し熱心に取り組んでくださいました。

具体的な料理の一つひとつを、科学的根拠をもって説明することは大変難しいことです。そのため、本書では症状の緩和や治療に緩く結びつけるような形で料理のレシピを提案しました。第２部で解説されている乳がんと食事・栄養の関係を理解したうえで、第１部の加藤奈弥さんのレシピを見ていただくと、きっと素晴らしいアイディアが出るはずです。

本書が、乳がんに罹った女性を励まし、人生を織りなすステキな料理を作るための参考になれば、このうえなく幸いです。

最後に、研究会発足当時より活動を支えてくださった渡邊昌先生（国立健康・栄養研究所理事長）、中村丁次先生（神奈川県立保健福祉大学教授）、川島由起子先生（聖マリアンナ医科大学病院栄養部長）、本書を作るにあたり多大なご尽力をいただいた斉藤弘子さん、（株）法研の丸山美穂さんに、深甚なる感謝を捧げます。

発刊によせて　〜キム・ダゼル氏からのメッセージ

長い間待っていた本がやっと実現しました。ごく最近まで、がんと診断された患者さんは、化学療法、放射線療法、外科手術といった従来からある治療しか受けられませんでした。しかし今、がん患者さんは化学療法と同時に、私が「キッチンセラピー」と呼ぶ療法の恩恵を受けることができるようになりました。それは、食事や栄養によってがんを予防し、がん治療に伴うダメージからの回復を助け、再発の危険性をできるだけ抑えることを目指すものです。

現在、世界中で、実験研究や疫学的研究による多大な成果が報告されつつあります。食事を工夫することは、がんに対して効果がありそうだということがわかってきました。実際、食生活を変えることは、がん細胞ができた後であっても、非常に有効に働く可能性があります。すでにがんと診断され治療を受けた人は「再発を防ぐにはどうしたらいいだろう」と思い悩みますが、こうした患者さんにとっても非常に喜ばしい知らせと言えます。

日本をはじめとするアジアのいくつかの国々では、近年、乳がんの発症が急激に増えています。こうした国々では女性が「欧米化した」食生活や生活習慣を送っている傾向があります。2002年の『インターナショナル・ジャーナル・オブ・キャンサー』誌で発表された研究によると、乳がんは近い将来、日本の女性にとって、最も罹患率が高いがんになると予想されています。福田護先生、加藤奈弥さん、岡山慶子さんによるこの本には、乳がん治療の全体像と食事・栄養の考え方、具体的レシピが盛り込まれています。がんの進行を抑え、心身ともにその人にとっての最大限の健康を引き出すうえで、大きな助けとなることでしょう。この本では食による癒しのプロセスが深く考察されていますが、これを読むと、自然のもの−手軽で栄養価の低い加工食品ではなく、海の幸、山の幸−こそ健康をもたらすパワーがあることが、よくわかります。

私は、『Challenge Cancer and Win!』(がんに挑戦して打ち勝とう！)を出版した直後、栄養とがんの関係について情報を得、やるべきことを確認するために訪米された岡山さんほか「乳がんとニュートリション研究会」のメンバーにお会いしました。それ以降、日本の医療従事者を対象とする国際シンポジウムや講習会で何度も日本に招いていただき、食生活と生活習慣が日本人にどんな影響を与えるかについて、お話させていただきました。私たちの交流は何年にもわたっていますが、その間、現在に至るまで、教育が人々をエンパワーメントすること、そして、主体的な食生活と生活習慣により、がん患者さんが生きる希望や健康をとり戻すことができる、というメッセージを送り続けています。

10年前、日本にはこうした本はありませんでした。今日、乳がんのための栄養に関する情報は非常に重要で必要とされています。この本は、がんと闘う力を高めるための具体的なアドバイスを求める人たちにとって、簡潔で明瞭な手引書となるでしょう。

キム・ダゼル氏　●　米国のがん専門病院「Cancer Treatment Centers of America」(CTCA)のダイエティシャン(栄養士)、120〜123頁参照。

目次

【本書の使い方】

本書は、第1部に、乳がんの治療中の人、乳がんの再発を予防したい人のために提案された料理のレシピ49点を収録しています。第2部は、乳がんと食事・栄養の関係について解説しています。第1部、第2部を合わせて活用することで、健康のための食事づくりを発展させることができるでしょう。

▲レシピごとに、1人分のエネルギー、脂質、カルシウム、塩分（食塩相当量）の各栄養価を算出しました。
▲材料表の人数に幅がある場合は、多いほうの人数で1人分の栄養価を算出しました。また、材料の分量に幅があるときは、少ないほうの分量で算出しました。
▲栄養価計算にあたっては、『五訂増補食品成分表2006』をはじめ、下記の参考文献に基づきました。記載のない食品については、当該食品に最も近い食品（代用品）の数値で算出しました。
▲各成分値は、1つ下の位を四捨五入しています。

【参考文献】

・『五訂増補食品成分表2006』（女子栄養大学出版部）
・『薬膳教本』（岡本清孝・主編、中村きよみ／森下武千代／勝本海詠／白川まさ子・編著、柴田書店イータリング）
・『薬膳』（伍鋭敏著、東京書籍株式会社）
・『中医薬膳学』（中国中医薬出版社）
・『中医飲食営养学』（上海科学枝术出版社）
・『おいしい美容薬膳』（中村きよみ著、家の光協会）
・『薬膳と中医学』（徳井教孝／三成由美／張再良／郭忻・著、健帛社）
・『中医食療方』（瀬尾港二／宗形明子／稲田恵子・著、東洋学術出版社）
・『中医営養学』（山崎郁子著、第一出版）
・『薬膳ごはん』（正岡慧子著、NHK出版）

編集協力：廣瀬瑞穂（朝日エル）、内藤久美子／取材・執筆：斉藤弘子／撮影：石黒美穂子、石田民夫／スタイリング：明石露香／料理アシスタント：松澤円佳／栄養価計算：下田真弓（朝日エル）／デザイン・制作：共同制作社

第1部
乳がんの人のための料理

料理研究家●加藤奈弥

治療中の人のための料理

乳がんが発見されると、がん細胞を切除する手術とともに、術前や術後にホルモン療法、抗がん剤療法（化学療法）、放射線療法が行われます。術前の化学療法でがん細胞が小さくなり、手術が不要になるケースもあります。

乳がんのホルモン療法、化学療法、放射線療法は、通常、日常生活を送りながら行われます。数年にわたって継続されることもあります。ですから毎日の食事は、治療の効果を下げず、副作用を少しでも緩和できるものが望まれます。そうすることで、治療期間を元気に乗り切ることができ、ひいてはがんに負けない生活を送ることに繋がります。

ここでは、治療中に起こりがちな副作用の症状ごとに、それを食事で緩和するためのレシピを掲載しています。

副作用の症状は、治療法によって違いがあり、個人差もあります。たとえば、ホルモン療法中は女性ホルモンを投薬によって抑制するので、更年期に似た症状が起こりやすくなります。ほてり、冷え、全身の倦怠感、骨粗鬆症などです。また、化学療法を受けると、消化器の働きが弱まり、下痢や便秘になりがちです。口内炎、口が渇くなどの症状もよく見られます。放射線療法の場合も、体に熱がこもり、全身がだるくて力が出ないなどの症状が起こるといわれます。治療を始めた直後と一定期間が過ぎた時期では、症状にも違いが出てきます。

こうした副作用は食事によって、かなり軽くできる可能性があります。同時に適切な食事と栄養は、がんを抑制してくれそうです。体が少しでも楽に快適になるように、ぜひ、このレシピを活用して、治療を乗り切ってください。

それぞれの治療のくわしい特徴と副作用、治療法に見合った食事の考え方については、第２部（91頁～）を参照してください。

1. 体に熱がこもっているとき

むくみ、ほてりや熱っぽい症状は、乳がんの治療中に起こりやすいものです。こういうときは体の熱やむくみをとるために、清熱作用や解毒作用、利尿作用がある食事を摂ると楽になることがあります。野菜のなかには、体を温める野菜、体を冷やしてくれる野菜があるので、それぞれの働きをよく知り、効果的に取り入れるようにしましょう。

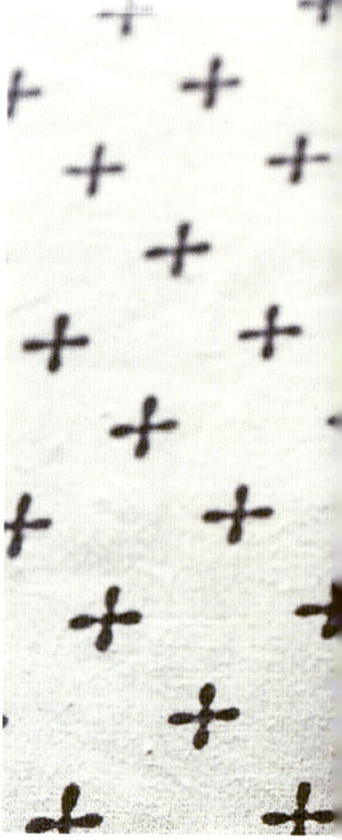

胃腸を丈夫にするメニューです

●キャベツとじゅんさいの蒸し煮

材料（2人分）

キャベツ　…大4枚
じゅんさい　…100g
塩　…少々
ごま油　…小さじ1
水　…50cc
白だししょうゆ　…適量

作り方

❶キャベツは5 cm角ぐらいに切る。
❷鍋にキャベツ、じゅんさい、水、塩、ごま油を入れ、蓋をして火にかけ、沸騰したら火を弱め、キャベツを蒸し煮にする。
❸②の蒸し汁と白だししょうゆを合わせる。
❹皿にキャベツとじゅんさいを盛りつけ、③をかける。

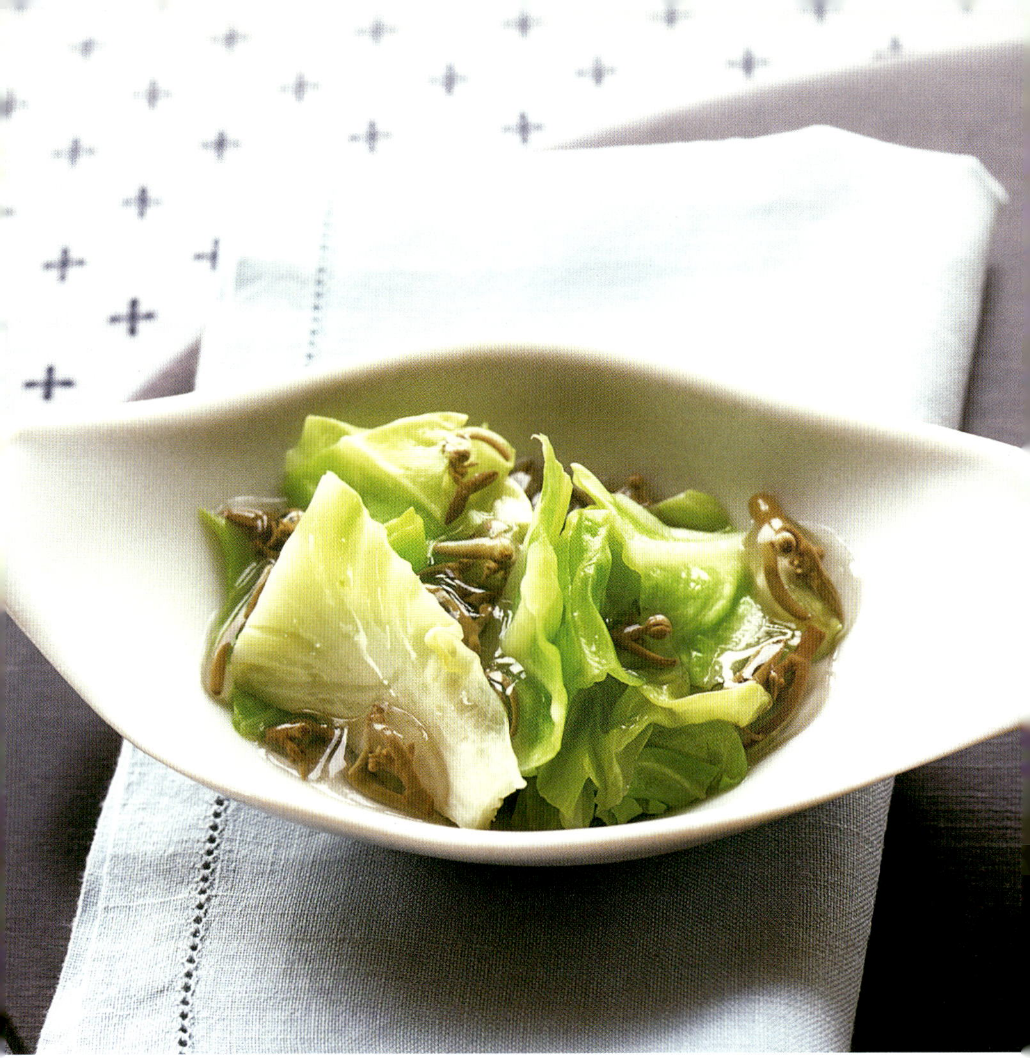

エネルギー69 kcal ／脂質2.4g ／カルシウム88mg ／塩分0.9g

キャベツは古くから胃や十二指腸の妙薬として知られ、胃腸の粘膜を丈夫にしてくれます。じゅんさいはのどごしがよく、清熱作用があります。胃腸が丈夫な人はキャベツのシャキシャキ感を楽しみ、そうでない人はもっと軟らかく煮るなど、体調によって調整して味わってください。

体の熱を鎮めます

●とうがんとトマトのスープ

材料（２人分）

とうがん　…¼個
トマト　…１個
ルッコラ　…４株
ヤングコーン　…２本
だし汁または水　…400cc
エキストラバージンオリーブオイル　…少量
塩、こしょう　…各適量

作り方

❶とうがんは皮をむき下ゆでする。ルッコラは３～５cm幅に切る。
❷鍋にだし汁（または水）を入れて火にかけ、沸騰したらとうがんとヤングコーンを入れる。火がとおったらくし形に切ったトマトを入れ、ひと煮する。
❸塩、こしょうで②の味を調え、オリーブオイルをたらす。
❹器に盛り、ルッコラをのせる。

エネルギー71kcal ／脂質3.8g ／カルシウム52mg ／塩分1.3g

とうがんは体の熱を鎮め、利尿作用にすぐれています。オリーブオイルは清熱作用があり、コレステロールを下げる効果もあります。種類がいくつかありますが、エキストラバージンオイルは果実をそのまま絞ったもので、最も酸度が低く、ヘルシーな油です。

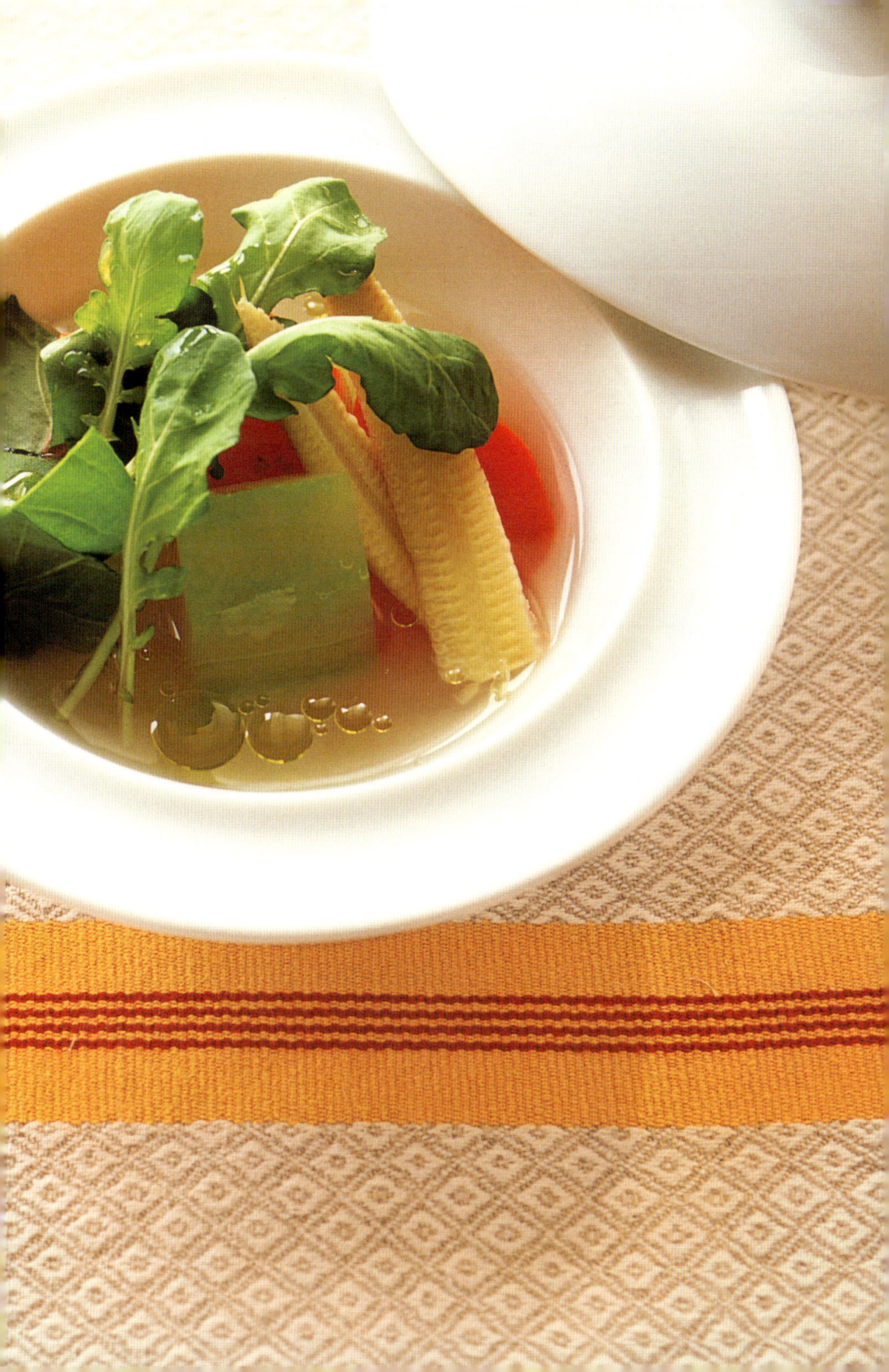

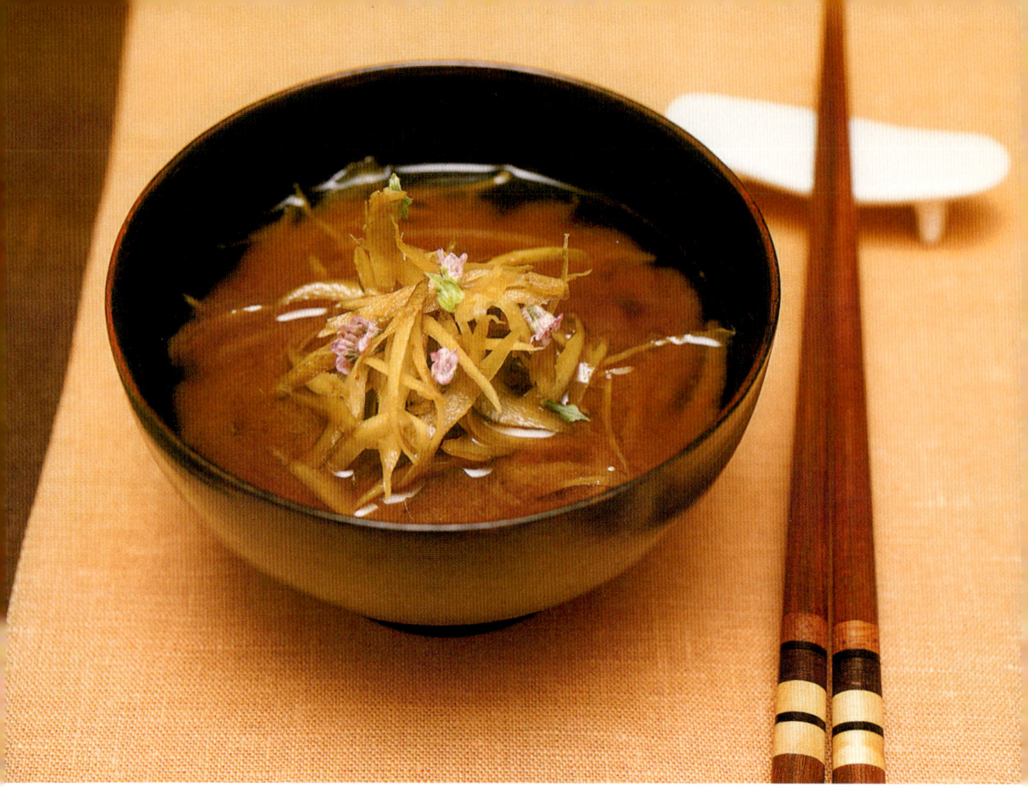

エネルギー93kcal ／脂質2.3g ／カルシウム79mg ／塩分2.2g

むくみや便秘がちのときに

●ごぼうの赤だし汁

材料（２人分）

ごぼう　…1本
だし汁　…２½カップ
赤だしみそ　…大さじ２½
穂しそ　…２本

作り方

❶鍋にだし汁とささがきにしたごぼうを入れ、煮る。
❷①にみそを溶き入れ、椀に盛り、穂しそを散らす。

ごぼうには体の熱をさまし、利尿作用もあるので、むくんでいるときなどに。また、便秘にも効果があるといわれています。

体の熱をさまし、体に潤いを与えます

にがうりと豆腐の炒めもの かつお節風味

材料（２人分）

にがうり　…⅓本
豆腐　…½丁
卵　…１個
塩　…適量
サラダ油　…大さじ１
かつお節　…５g

作り方

❶にがうりは縦半分に切り開いて、種を取り除き、薄切りにして軽く塩をふる。
❷豆腐は水をきり、3cm角に切る。
❸フライパンに油を熱し、溶き卵を炒め、取り出す。
❹③のフライパンに油を足し、にがうりを炒め、豆腐を加えて軽く炒め合わせ、塩で味を調える。
❺④に③の卵を加え、火を止め、かつお節を加えて混ぜ、器に盛りつける。

エネルギー161kcal ／脂質11.9g ／カルシウム108mg ／塩分1.4g

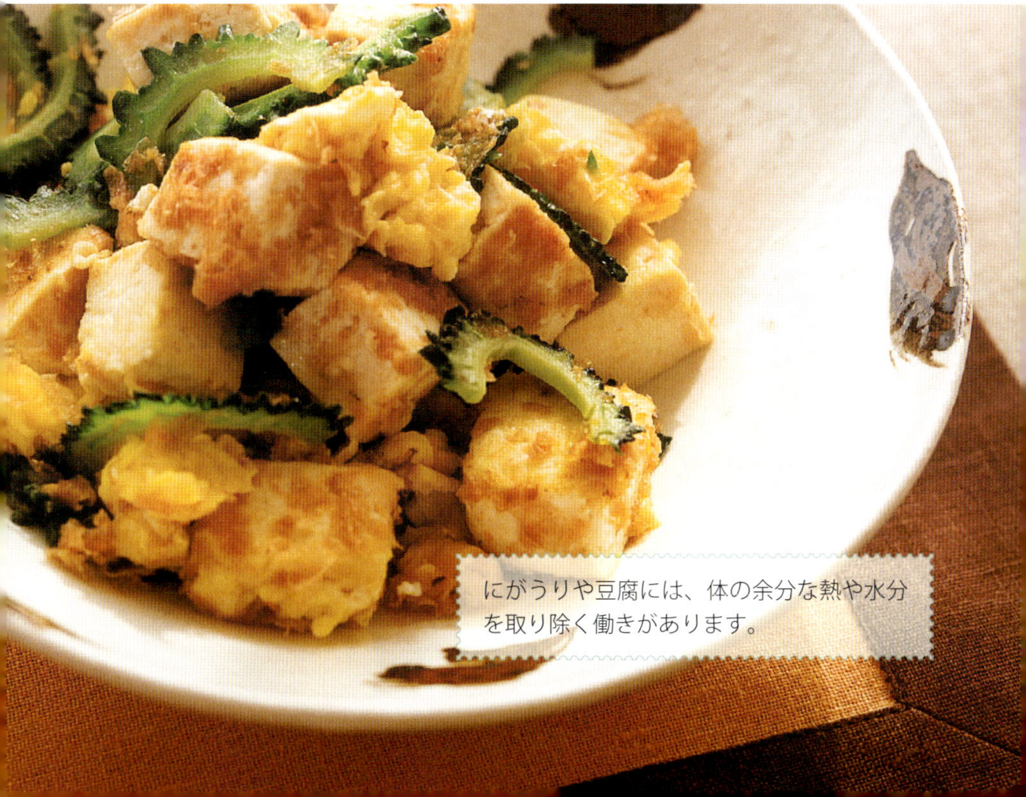

にがうりや豆腐には、体の余分な熱や水分を取り除く働きがあります。

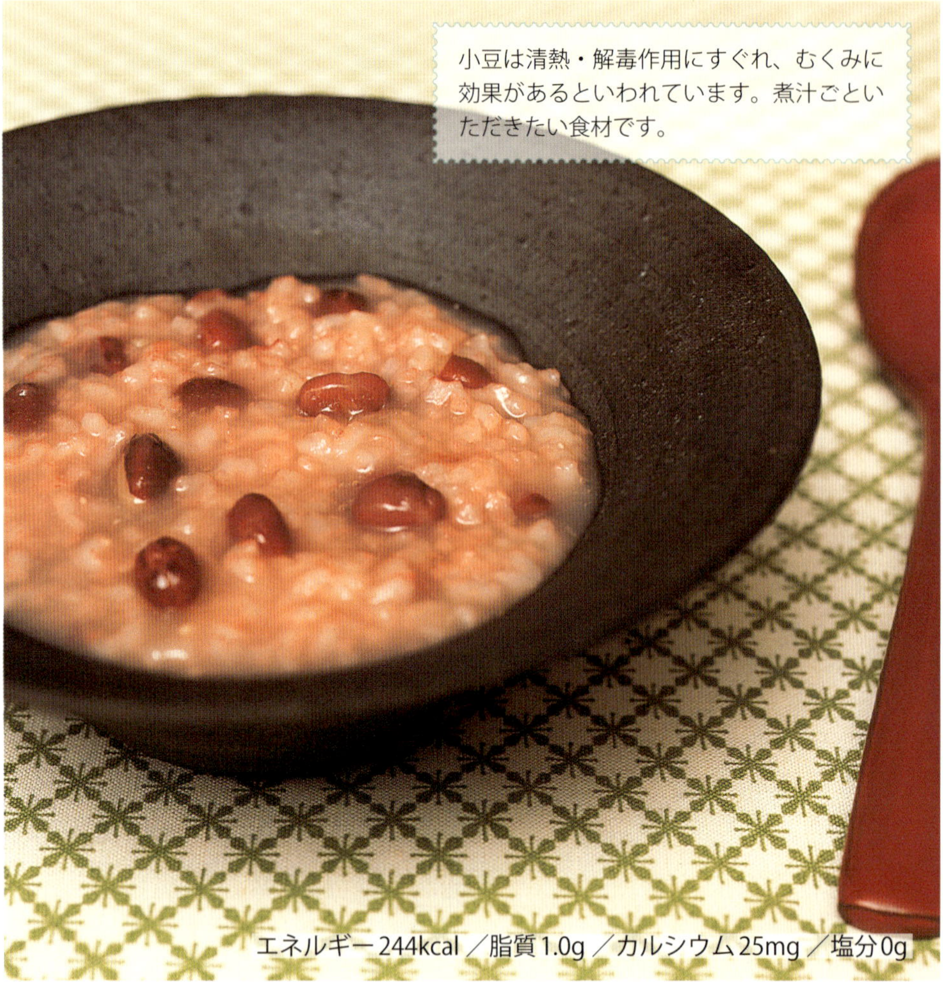

小豆は清熱・解毒作用にすぐれ、むくみに効果があるといわれています。煮汁ごといただきたい食材です。

エネルギー244kcal ／脂質1.0g ／カルシウム25mg ／塩分0g

体の熱を鎮め、解毒作用があります

●小豆がゆ

材料（２人分）

小豆　…60g
水　…1000～1200cc
米　…½カップ

作り方

●鍋に小豆、水、米を入れ、軟らかくなるまで火をとおす。

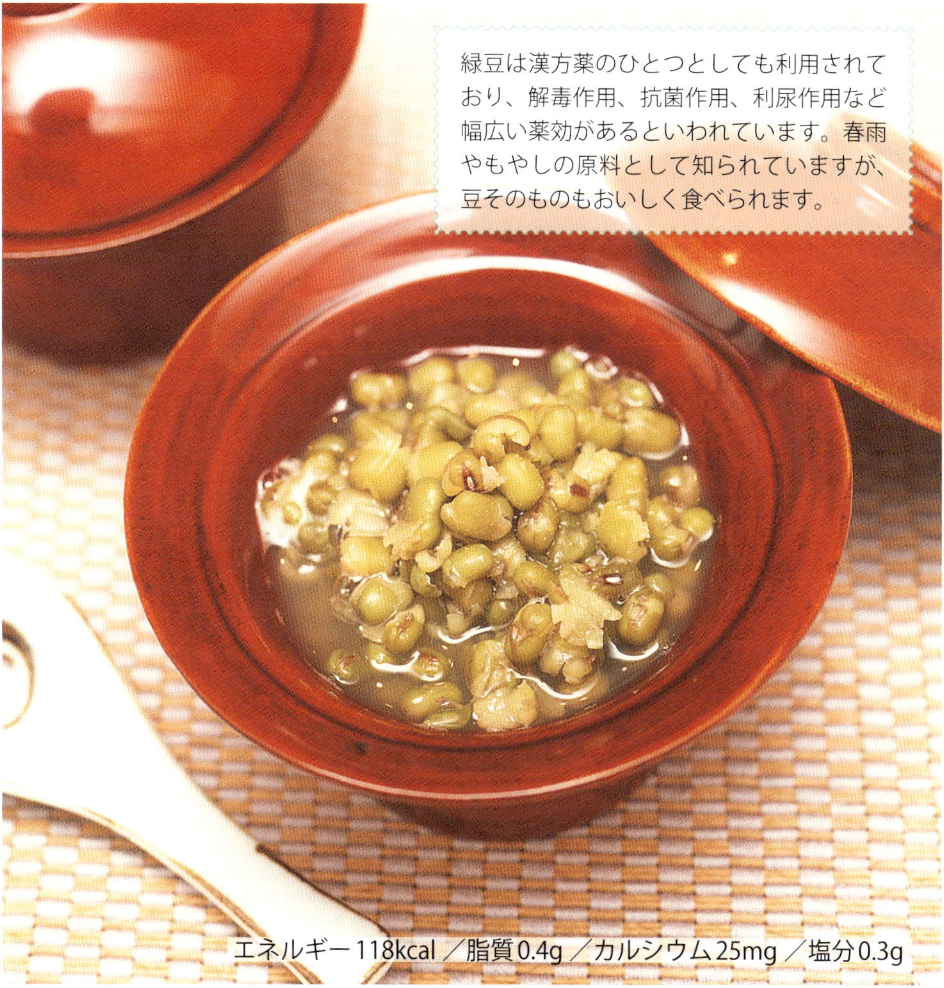

緑豆は漢方薬のひとつとしても利用されており、解毒作用、抗菌作用、利尿作用など幅広い薬効があるといわれています。春雨やもやしの原料として知られていますが、豆そのものもおいしく食べられます。

エネルギー118kcal ／脂質0.4g ／カルシウム25mg ／塩分0.3g

解毒作用があり、利尿をうながします

●緑豆しるこ

材料（4人分）

緑豆　…100g
水　…800cc
氷砂糖　…30～40g
塩　…少々

作り方

1. 緑豆を洗い、800ccの水に一晩浸けておく。
2. ①の緑豆をもどし汁とともに鍋に入れ、豆が軟らかくなるまで弱火で煮る。
3. ②に氷砂糖と塩を加え、溶かす。

体の熱をさまし、血のめぐりをよくします

●クランベリー寒天

材料（４～６人分）

水　…400cc
粉寒天　…４ｇ
砂糖　…大さじ１
［ソース］
クランベリージュース　…200cc
ドライクランベリー　…80g
砂糖　…大さじ１
水　…200cc

作り方

❶鍋に水と粉寒天を入れて火にかけ、２～３分沸騰させ、砂糖を加え溶かす。流し缶に入れて冷やし固める。
❷クランベリージュース、水、砂糖、ドライクランベリーを鍋に入れ、弱火で約５分煮てから冷やす。
❸①の寒天を５mm角の棒状に切り、器に入れ、②のソースをかける。

◆**クランベリー**
クランベリーはブルーベリーなどと並ぶ北米原産のフルーツです。近年、尿路感染症や歯周病、がんを予防するといった効果がたいへん注目されています。血のめぐりをよくしますが、酸味が強いので、甘くして刺激をやわらげるとよいでしょう。また、消化を助けるので、デザートにおすすめです。

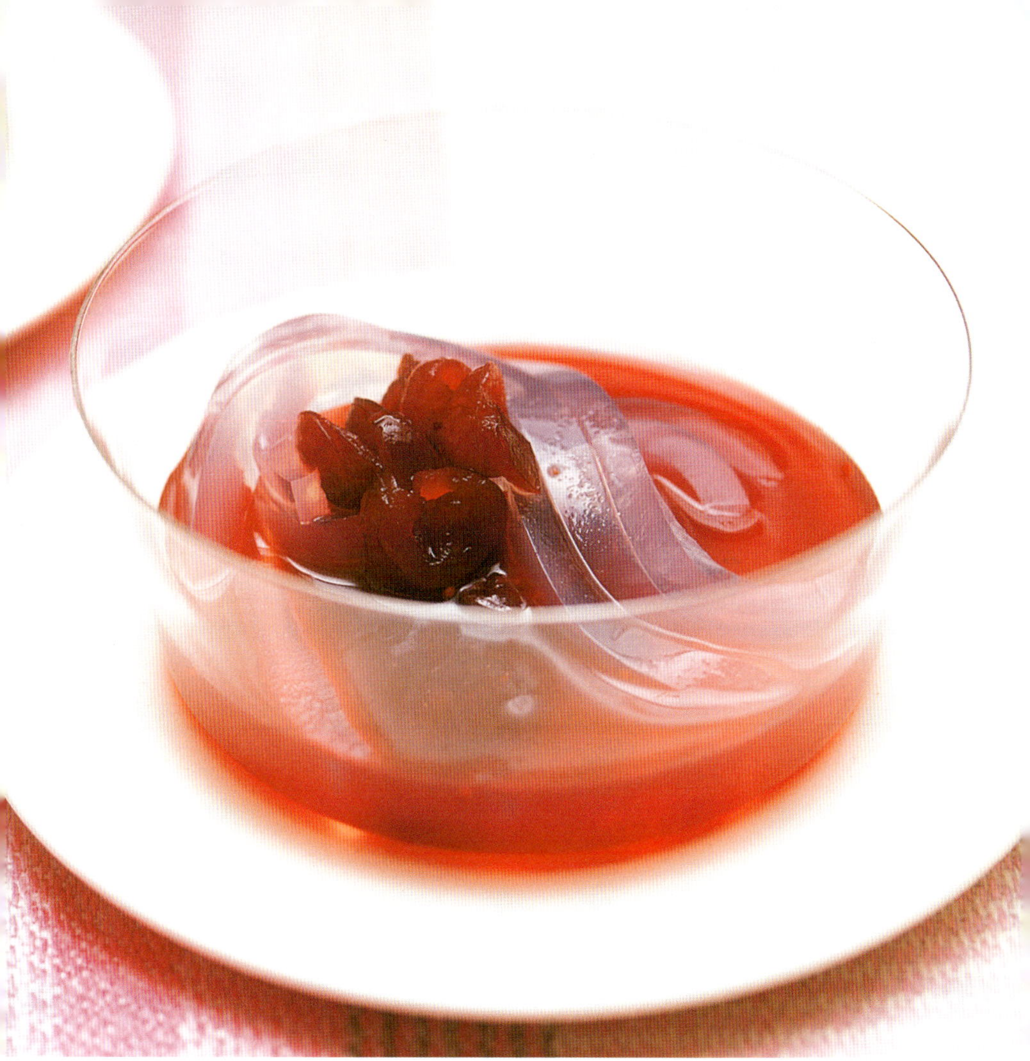

エネルギー75kcal ／脂質0g ／カルシウム6mg ／塩分0g

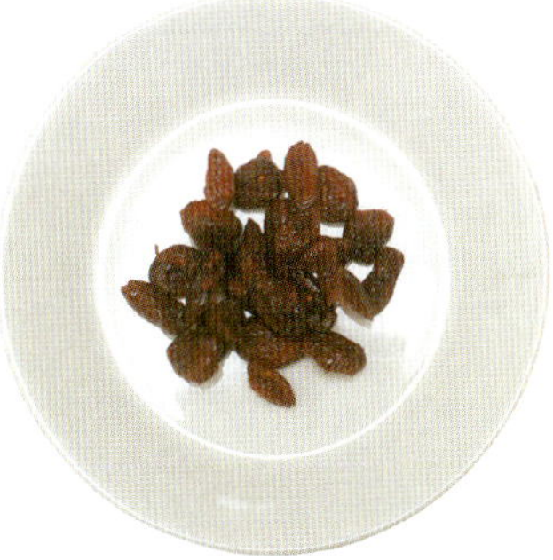

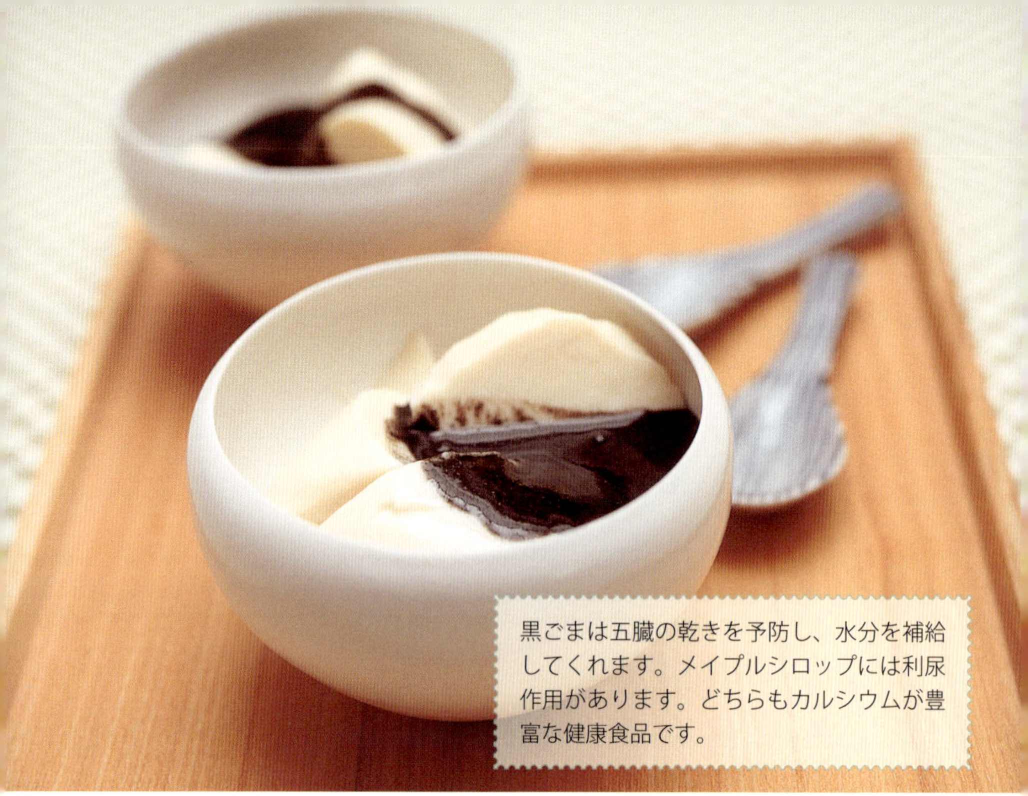

黒ごまは五臓の乾きを予防し、水分を補給してくれます。メイプルシロップには利尿作用があります。どちらもカルシウムが豊富な健康食品です。

エネルギー118kcal ／脂質5.6g ／カルシウム80mg ／塩分0.1g

体の熱をさまし、血のめぐりをよくします

●豆乳ゼリー

材料（４人分）

豆乳（無調整）　…400cc
砂糖　…大さじ１ ½
板ゼラチン　…４ g
［ソース］
黒練りごま　…大さじ１
メイプルシロップ　…大さじ２

作り方

❶ゼラチンをたっぷりの冷水につけてもどす。
❷鍋に豆乳と砂糖を入れて火にかけ、人肌になるまで温める。火から下ろし、①のゼラチンの水気をきって加え、完全に溶けるまで混ぜ、冷やし固める。
❸黒練りごまとメイプルシロップを混ぜ合わせ、ソースをつくる。
❹②を器に盛り、③をかける。

体の熱をさまし、利尿作用があります

ごまみそ、きゅうりだれの冷《ひ》や奴《やっこ》

材料（4人分）

寄せ豆腐　…2個
きゅうり　…½本
みょうが　…1 ½本
大葉　…3枚
［たれ］
　みそ　…大さじ1
　白練りごま　…大さじ2
　だし汁　…150cc
　白ごま　…大さじ1

作り方

1. きゅうりは細いせん切り、大葉はせん切り、みょうがは薄切りにする。
2. ボウルにみそ、練りごま、だし汁、白ごまの順に入れ、混ぜ合わせ、たれをつくる。
3. 水気をきった豆腐に②をかけ、①をのせる。

エネルギー179kcal ／脂質12.0g ／カルシウム309mg ／塩分0.6g

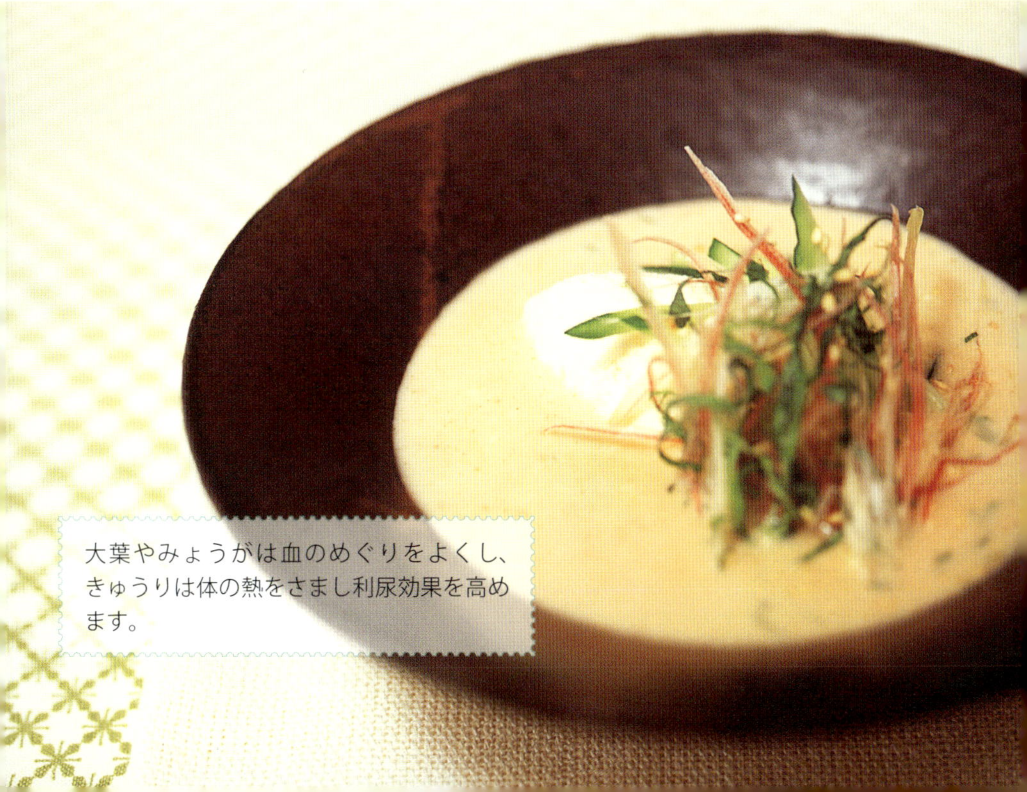

大葉やみょうがは血のめぐりをよくし、きゅうりは体の熱をさまし利尿効果を高めます。

体の熱を鎮め、胃腸の調子をととのえます

●ヨーグルトのスープ

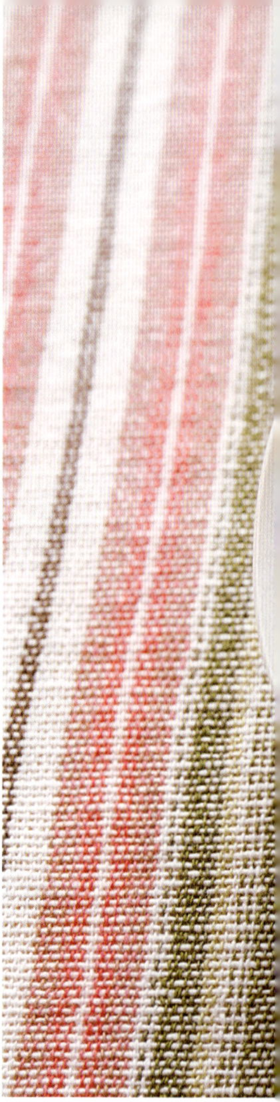

材料（２人分）

レタス　…６枚
トマト（小さめ）　…３個
たたみいわし　…適量
［ソース］
　プレーンヨーグルト（無糖）　…180cc
　チキンスープ　…160cc
　［水溶き片栗粉］
　　片栗粉　…小さじ１
　　水　…小さじ１
　クミン　…小さじ½
　レモン汁　…少量
　塩、こしょう　…各適量

作り方

❶チキンスープに、塩少々（分量外）とクミンを加えて温め、水溶き片栗粉でとろみをつけ、冷ます。
❷冷めた①にプレーンヨーグルトを混ぜ合わせ、レモン汁と塩、こしょうで味を調える。
❸レタスは適当な大きさにちぎっておく。たたみいわしは火であぶっておく。
❹皿に、ちぎったレタス、くし形に切ったトマトを盛り合わせ、②のソースをかけ、たたみいわしを飾る。

クミンとはインド料理によく使われるスパイスの一種。漢方では胃の薬として用いられてきました。また、レタスは胃の熱をとる作用があります。整腸作用のあるヨーグルトと組み合わせることで、効果が高まります。

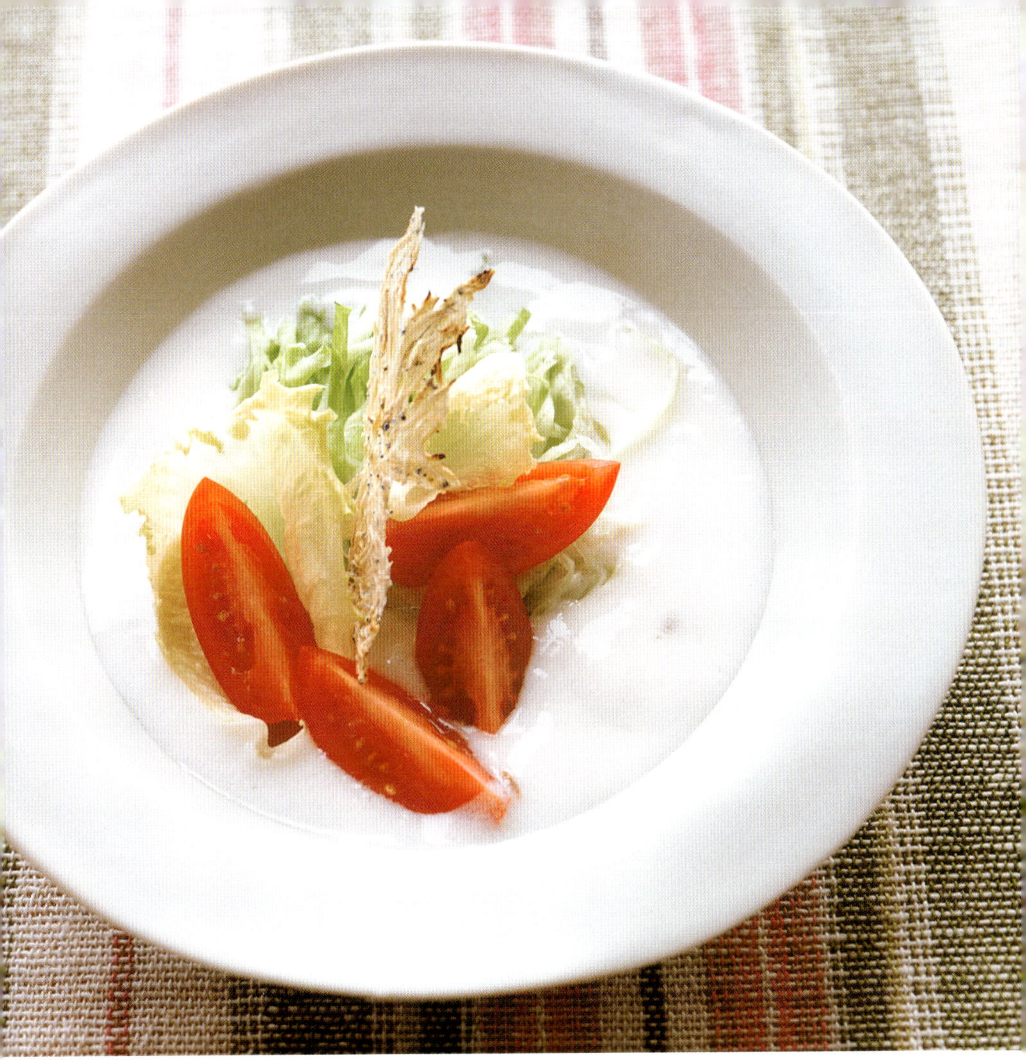

エネルギー94kcal ／脂質3.0g ／カルシウム153mg ／塩分1.6g

2. 体に力をつけたいとき

治療の副作用として最もよく現れる症状のひとつが全身の倦怠感です。また、消化機能や肝機能が弱まり、吐き気や下痢、便秘に悩まされることもあります。極端に食欲がないときは、栄養を気にせず、食べやすいもの、好きなものを食べればよいのですが、少し元気が出てきて体に力をつけたいときは、食事の内容にも気を配ると、早い回復が期待できます。

骨を強くし、体に力をつけたいときに

●干しえびと栗のおこわ

材料（４～６人分）

もち米　…２½カップ　●　鶏もも肉　…100g
干しえび　…30g　●　栗の甘露煮　…８個
松の実　…大さじ２　●　干ししいたけ　…４枚
長ねぎのみじん切り　…大さじ３
しょうがのみじん切り　…大さじ２
酒　…100cc　●　しょうゆ　…大さじ２
塩　…少々　●　サラダ油　…大さじ２

作り方

❶もち米はといで、一晩水に浸けておく。
❷鶏もも肉は細かく刻み、栗はシロップをよくきって半分に切る。干しえびは150ccのぬるま湯につけ、干ししいたけは水でもどし、細かい角切りにしておく。
❸中華鍋にサラダ油を熱し、長ねぎ、しょうがを炒め、香りが出てきたら鶏もも肉、干しえび、干ししいたけの順に加えて炒め合わせる。酒、しょうゆ、塩の順に加え、ひと炒めする。
❹炊飯器に①のもち米を入れ、しいたけのもどし汁と水を、炊飯器のおこわの目盛りに合わせて入れる。栗と松の実、③を加え、炊き上げる。

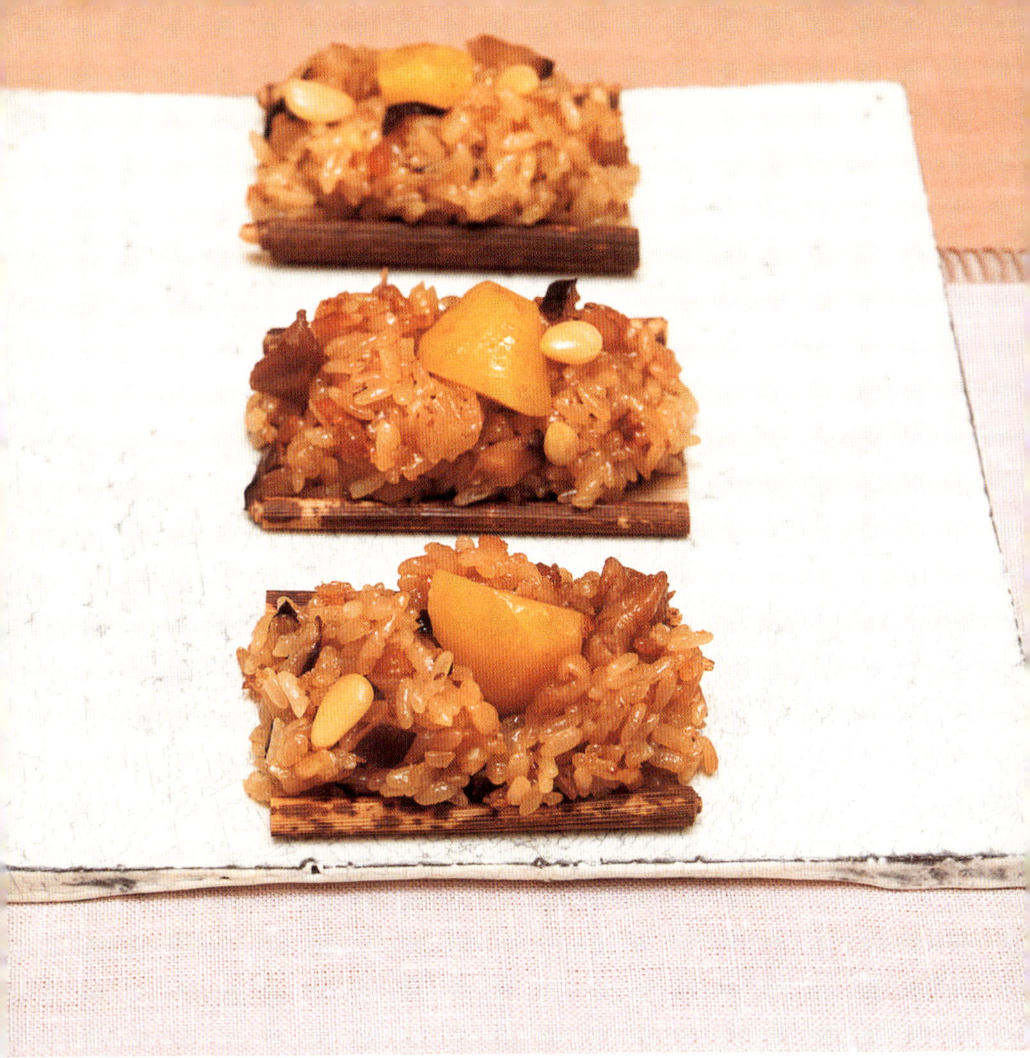

エネルギー410kcal ／脂質9.0g ／カルシウム365mg ／塩分1.2g

干しえびはカルシウムが豊富です。女性ホルモンを抑えると骨粗鬆症になりやすくなるので、カルシウムは十分に補給しましょう。

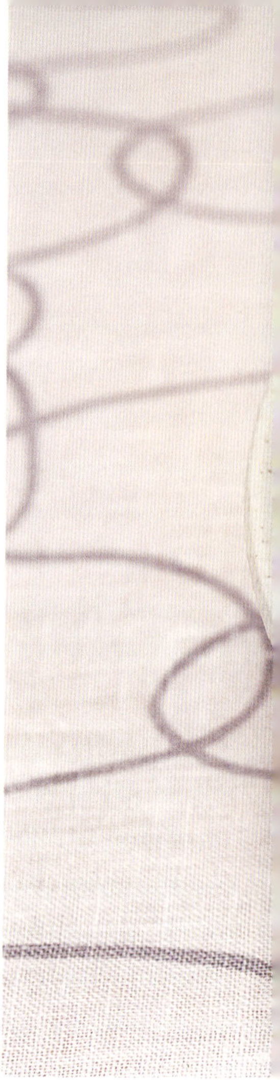

体を温め、体力をつけます

鶏肉のわさびくずあん煮

材料（4人分）

鶏もも肉　…２枚
ながいも　…10cm（100g）
しょうが　…１かけ
だし汁　…400cc
塩　…小さじ¼
薄口しょうゆ　…大さじ１
わさび　…小さじ１
［水溶き片栗粉］
片栗粉　…大さじ１
水　…大さじ½
紅たで　…適量

作り方

❶鶏もも肉は食べやすい大きさに切り、しょうがは薄切り、ながいもは太めのせん切りにする。
❷鍋にだし汁を沸騰させ、しょうがと鶏肉を入れて、あくを取りながら、弱火で鶏肉が軟らかくなるまで煮る。途中、塩を加える。
❸②にながいもを加え、さっと煮て、薄口しょうゆで味を調える。鶏肉とながいもを取り出し、器に盛る。しょうがは取り除く。
❹鍋に残った煮汁を沸騰させ、水溶き片栗粉でとろみをつけ、わさびを溶き混ぜる。③にかけ、紅たでを散らす。

ながいもは胃腸の働きをよくする、慢性の下痢を止める、スタミナをつけるなど、幅広い効用があるといわれています。わさびは刺激が強いので、体調に合わせて、多すぎないように注意しましょう。

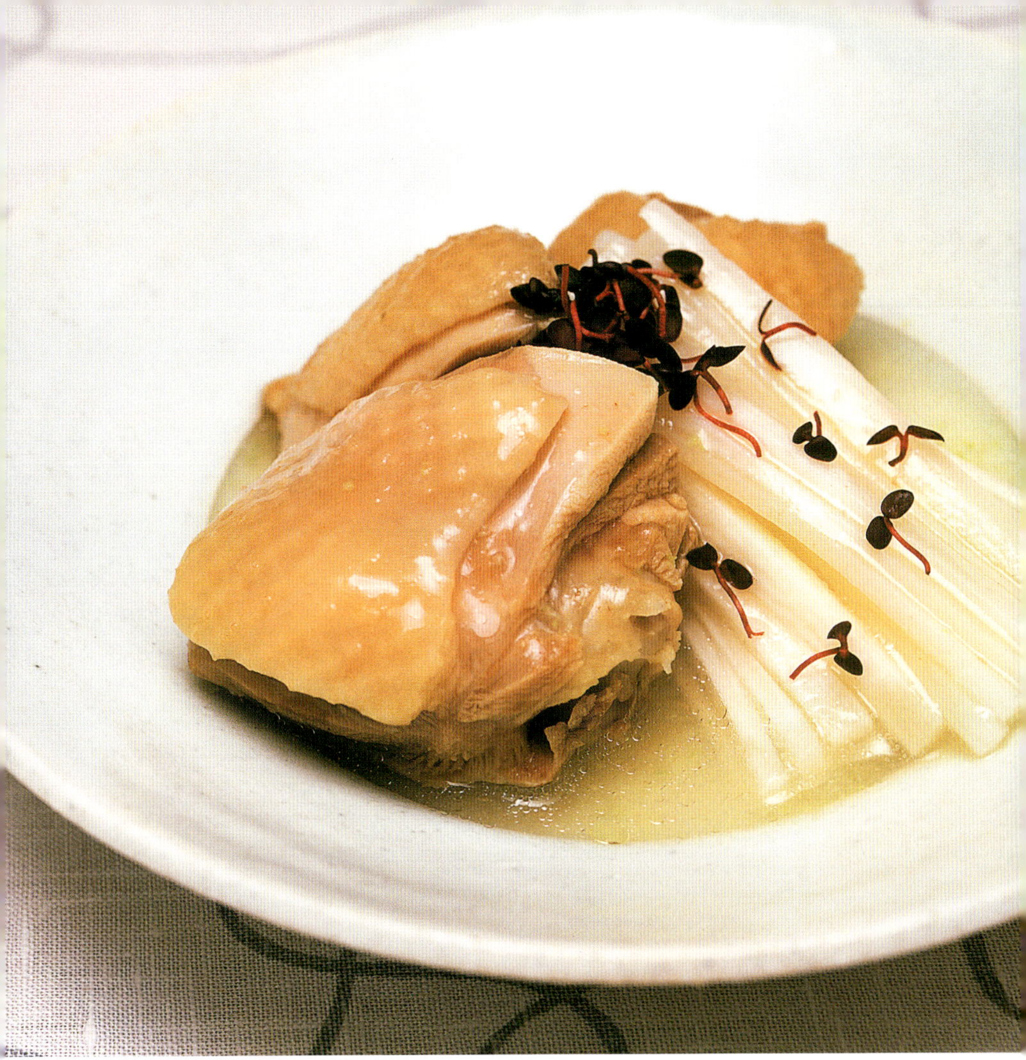

エネルギー232kcal ／脂質14.1g ／カルシウム15mg ／塩分1.4g

口あたりがよくて食べやすく、栄養豊富です

●白身魚のジュレ

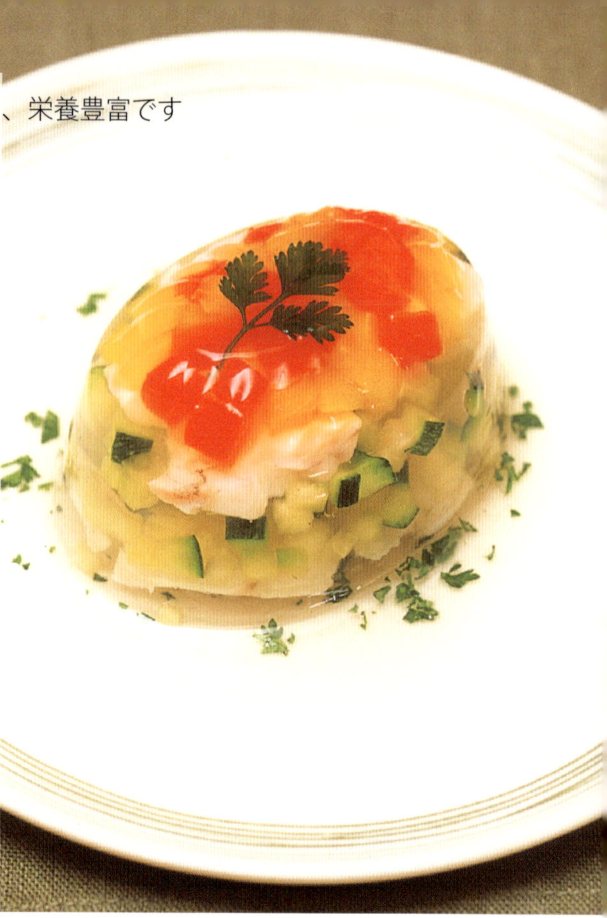

材料（ゼリー型６個分）

白身魚　…80g
白ワイン　…100cc
水　…150cc
赤、黄ピーマン　…各⅓個
ズッキーニ　…½本
セルフィーユ（ハーブの一種）
　…１本
板ゼラチン　…3.5g
塩、こしょう　…各適量
［ソース］
白ワインビネガー
　…大さじ１
塩　…少々
セルフィーユのみじん切り
　…小さじ½
サラダ油　…大さじ２

作り方

❶赤、黄ピーマンは網で焼く。すぐに冷水にとって皮をむき、５mm角に切る。

❷ズッキーニは５mm角に切り、塩（分量外）を軽くふっておく。

❸鍋に、白ワイン、セルフィーユの茎、水を入れて沸騰させ、薄くスライスした白身魚を入れ、火をとおす。

❹③のゆで汁をこし、200ccに煮詰め、塩、こしょうで味を調える。火からおろし、水でもどしたゼラチンを入れて溶かす。

❺④をボウルに移し、氷水にあてながら、とろみがつくまでかき混ぜる。

❻型にセルフィーユの葉を敷き、⑤の⅓量を流して固める。赤、黄ピーマンを入れ③の白身魚を並べ、水気をきったズッキーニを加える。残りの⑤を流し入れ、冷やし固める。

❼ソースの材料を上から順に混ぜ合わせる。

❽皿に⑦のソースを敷き、⑥を盛る。

エネルギー73kcal ／脂質4.6g ／カルシウム10mg ／塩分0.9g

肝臓のはたらきを高めます

あさりのスープ

材料（4人分）

あさり　…400g
しょうが　…1かけ
長ねぎ　…10cm
にら　…½束
酒　…100cc　●　湯　…600cc
エキストラバージンオリーブオイル
　…大さじ1
塩、こしょう　…適量
ポワプルロゼ（香辛料の一種）　…適量

作り方

1. あさりは、水1000ccに塩大さじ2を入れたなかに数時間放置し、砂抜きをする。
2. しょうがと長ねぎはそれぞれみじん切りにし、にらは適当な長さに切っておく。
3. 鍋を熱し、オリーブオイルを敷き、しょうが、長ねぎ、あさりの順に入れ、さっと炒める。酒を注ぎ、沸騰したら湯を注ぎ、あくを取る。あさりの口が開いたら、塩、こしょうで味を調え、にらを加える。
4. 器に盛り、ポワプルロゼを散らす。

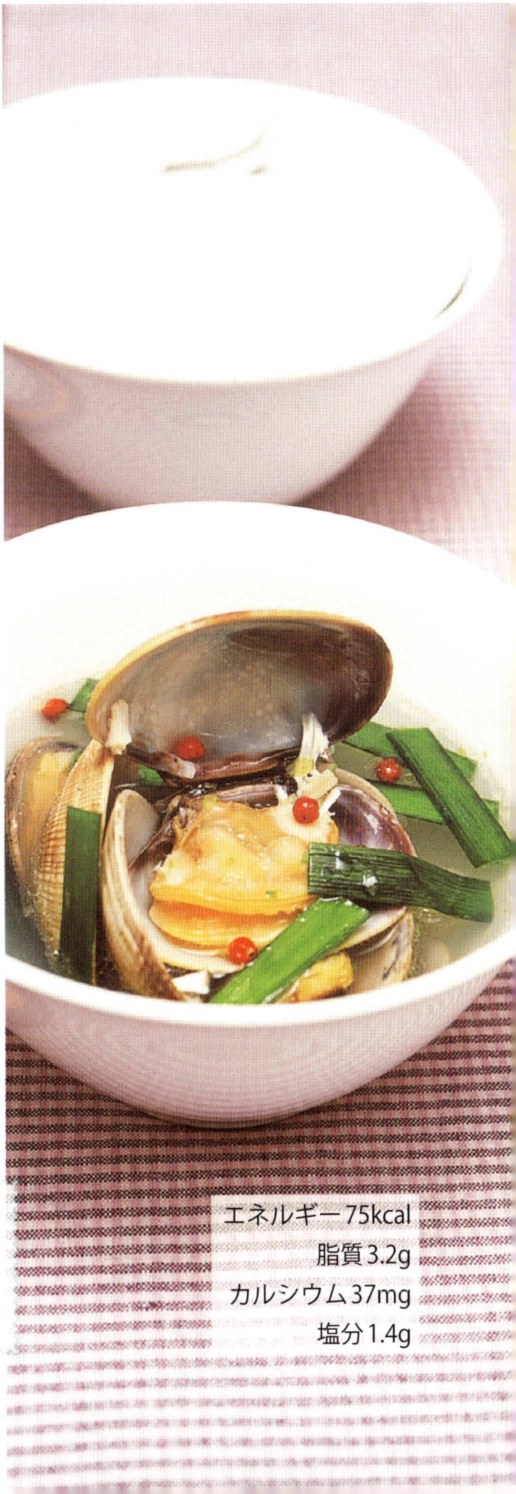

あさりは肝臓の働きをよくし、血を補いますが、体を冷やす作用もあります。にら、しょうが、ねぎを一緒に摂ることで冷えを緩和し、血のめぐりをよくします。

エネルギー75kcal
脂質3.2g
カルシウム37mg
塩分1.4g

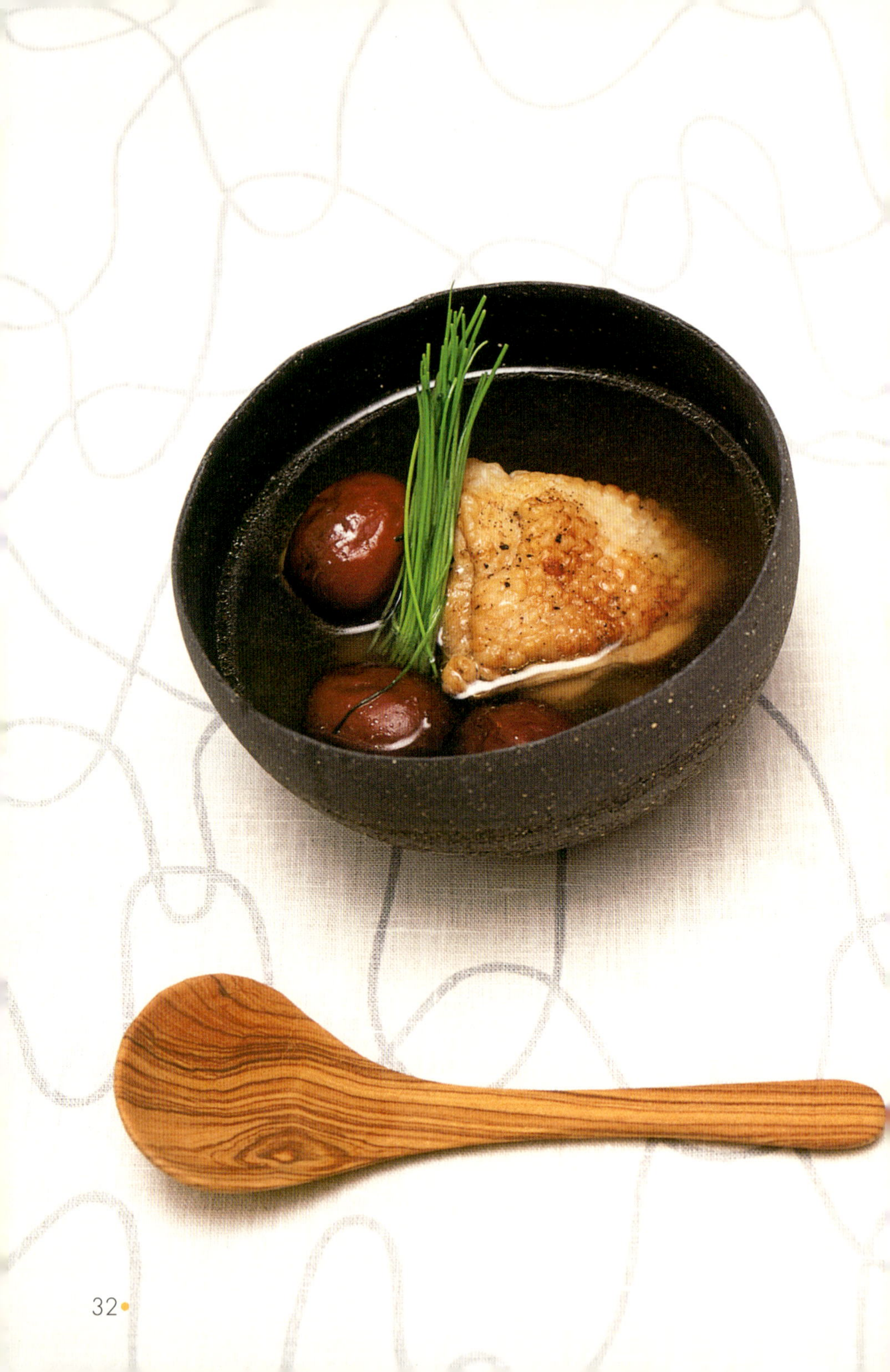

内臓を活性化し、気と血を補います

●なつめ、黄耆《おうぎ》入り鶏肉のスープ

材料（２人分）

鶏骨つき肉　…350g
サラダ油　…適量
なつめ　…10個
黄耆　…10g
チキンスープ　…600cc
しょうが　…１かけ
塩　…適量
芽ねぎ（または万能ねぎ）　…適量

作り方

1. 鶏肉は大きめのぶつ切りにし、塩、こしょう（ともに分量外）をふる。
2. フライパンを熱してサラダ油を敷き、①を皮の側から焼き、両面に焼き色をつける。
3. 鍋にチキンスープ、なつめ、黄耆、薄切りにしたしょうがを入れて火にかけ、鶏肉を加えて弱火で煮込む。
4. 塩で味を調え、器に盛り、芽ねぎを添える。

エネルギー374kcal ／脂質20.4g ／カルシウム38mg ／塩分1.2g

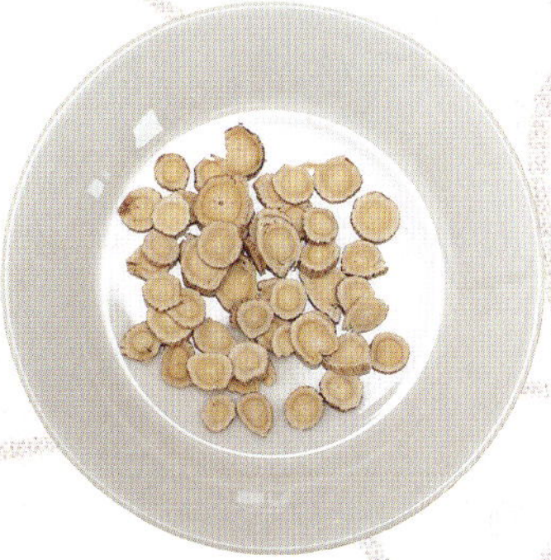

◆黄耆《おうぎ》

昔から優れた漢方薬として珍重された豆科の植物です。脾と肺などの働きを活性化し、気を補ってくれます。全身の倦怠感や疲労感をやわらげ、体力の低下を防ぎます。外からの邪気に対する抵抗力をアップします。

体液を補い、気を養います

●しろきくらげのコンポート

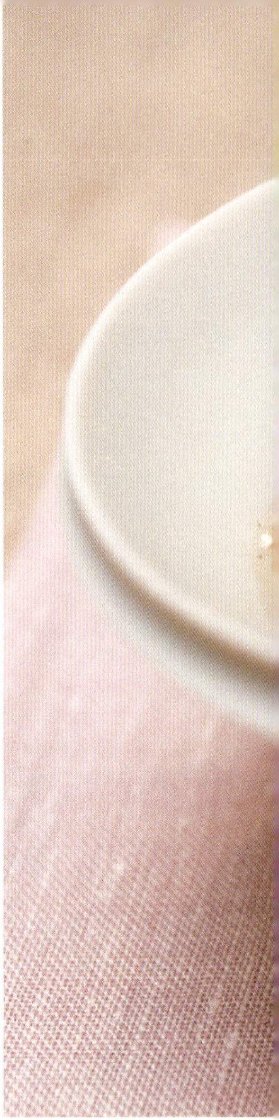

材料（6人分）

しろきくらげ（乾物）　…10g
氷砂糖　…80g
蓮の実　…30g
バニラビーンズ　…½本
菊花　…適量
枸杞《くこ》の実　…適量

作り方

❶しろきくらげはたっぷりの水でもどし、蓮の実は水に浸してもどしておく。
❷①のきくらげ、蓮の実、手で裂いたバニラビーンズを2000ccの水で約２時間、軟らかくなるまで煮る。
❸②に氷砂糖を加えて煮て、砂糖が溶けたら火を止め、冷ます。
❹器に菊花、枸杞の実を入れ、熱湯300ccを注いで菊花茶をつくり、③を適量注ぎ入れる。

1. 蓮の実

蓮の成熟した種子を乾燥させた蓮の実は、たんぱく質、ビタミンB_1、リン、カルシウムなどのミネラル類が豊富。精神を安定させ、内臓の働きを助けます。

2. 枸杞《くこ》の実

枸杞の実は3000～4000年前から薬用に用いられ、滋養強壮の優れた効能が知られています。

しろきくらげは体を潤し、とくに肺の機能を高めるといわれています。菊花はほてりをとり、肝・肺の働きを助けます。

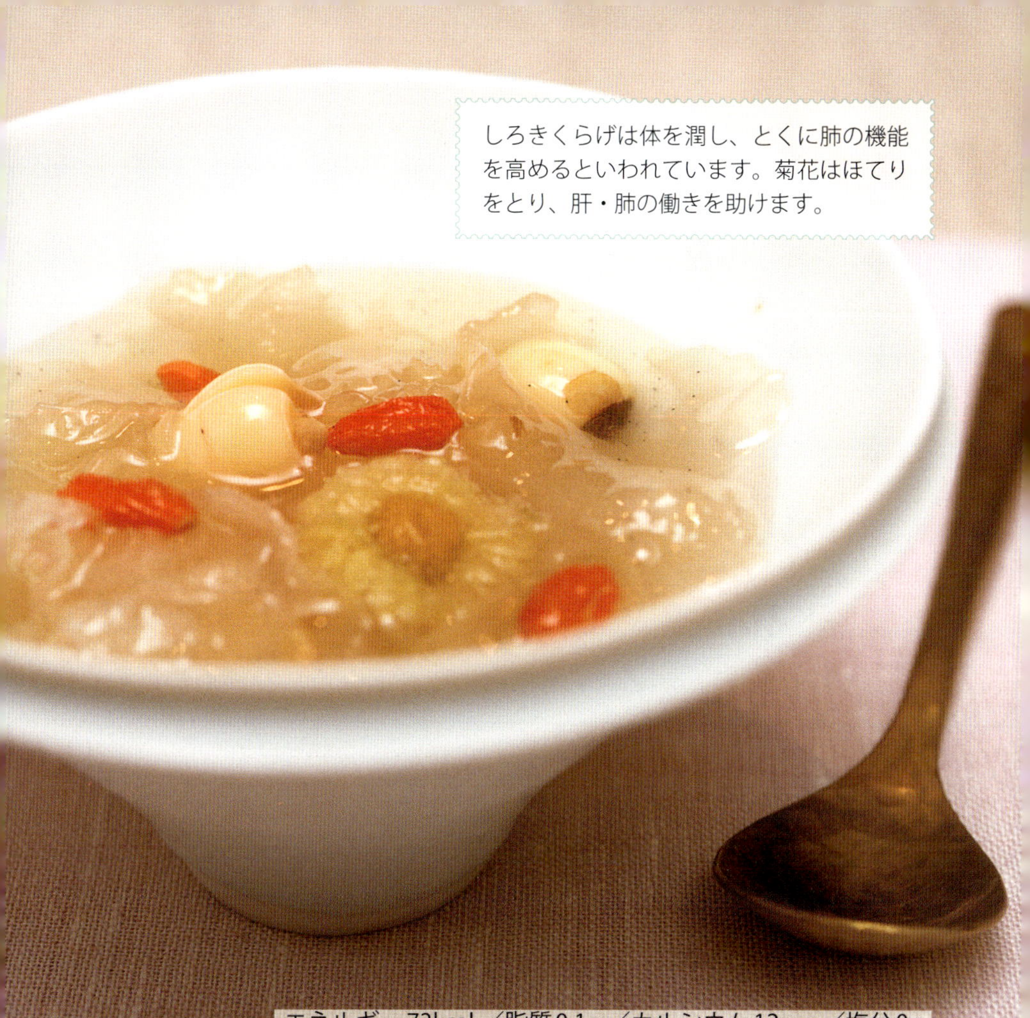

エネルギー73kcal ／脂質0.1g ／カルシウム12mg ／塩分0g

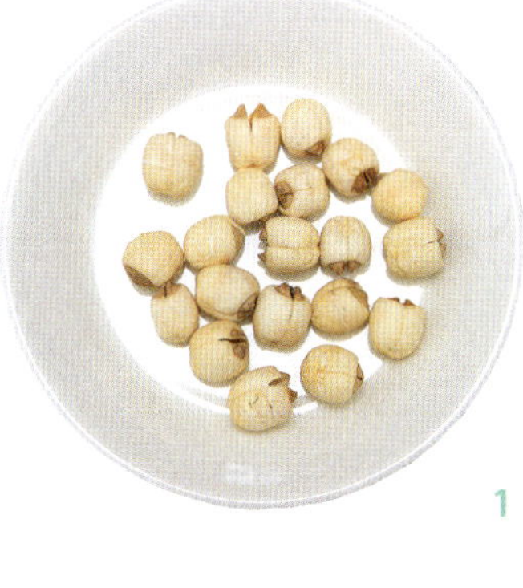

1

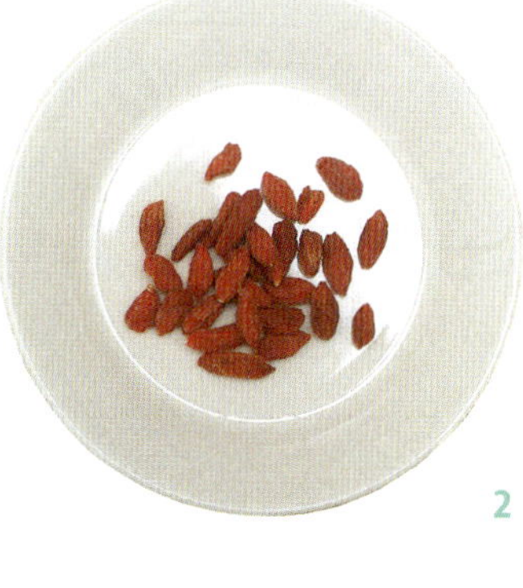

2

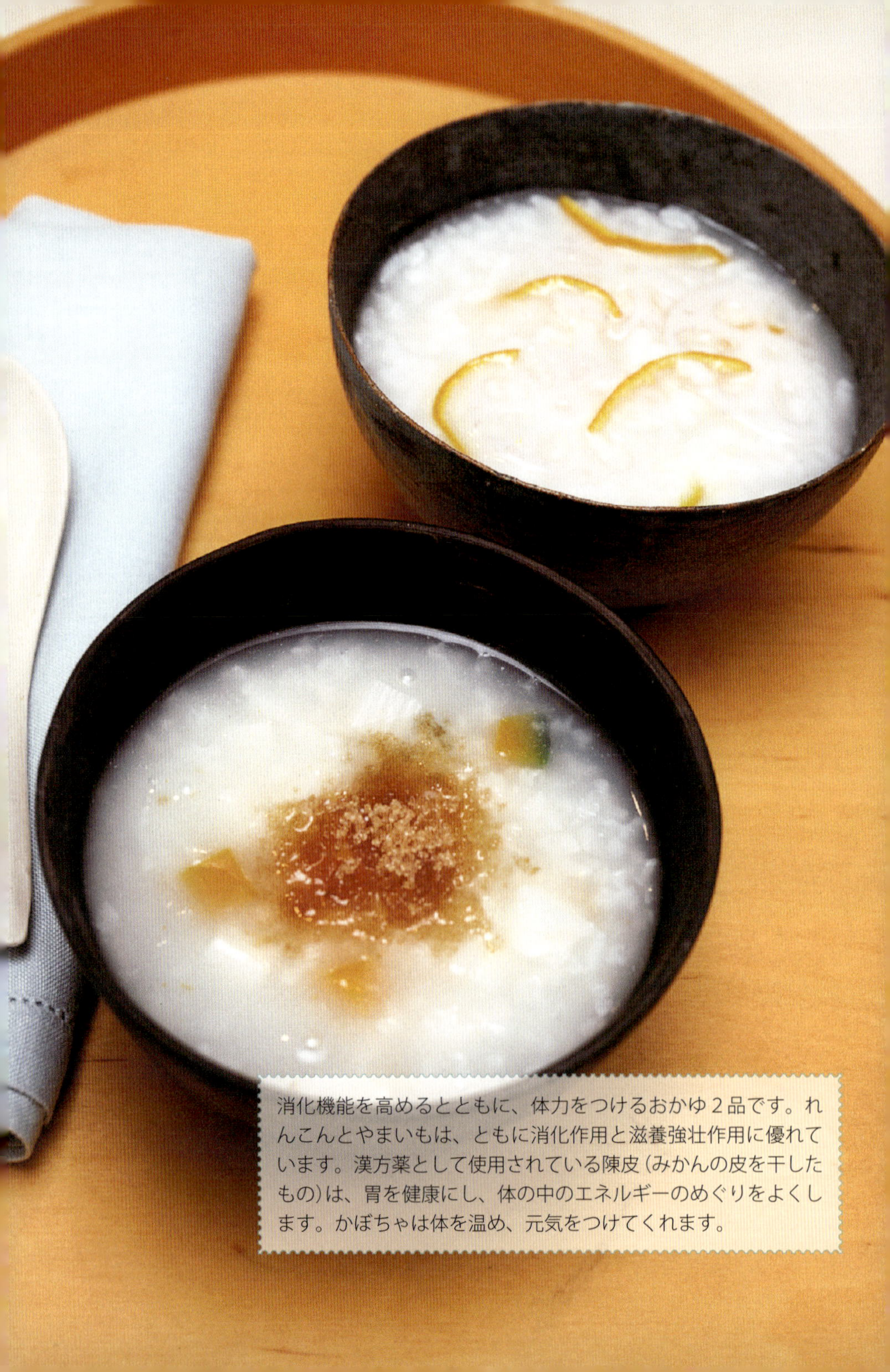

消化機能を高めるとともに、体力をつけるおかゆ２品です。れんこんとやまいもは、ともに消化作用と滋養強壮作用に優れています。漢方薬として使用されている陳皮（みかんの皮を干したもの）は、胃を健康にし、体の中のエネルギーのめぐりをよくします。かぼちゃは体を温め、元気をつけてくれます。

胃を丈夫にし、下痢の症状を軽くします

●れんこんと陳皮のおかゆ

材料（２人分）

れんこん　…100g
水　…1200cc
米　…½カップ
陳皮　…適量
塩　…少々
砂糖　…少量

作り方

❶鍋に水、小さめの乱切りにしたれんこん、塩と米を入れ、強火にかける。沸騰したら弱火にして、好みの軟らかさのおかゆになるまで煮る。
❷仕上げに細く切った陳皮を加え、２〜３分弱火で煮る。
❸好みで砂糖をかけてもよい。

エネルギー182kcal／脂質0.4g／カルシウム13mg／塩分1.0g

消化機能を高め、体力をつけます

●やまいもともち米のおかゆ

材料（２人分）

やまいも　…50g
かぼちゃ　…30g
もち米　…50g
水　…600cc
塩　…少々
三温糖　…適量

作り方

❶やまいもとかぼちゃはそれぞれ１cm角に切る。
❷鍋に水ともち米を入れ、強火にかける。沸騰したら弱火にして、好みの軟らかさのおかゆになるまで煮る。
❸もち米が軟らかくなったら、やまいも、かぼちゃを加え、塩をふり、野菜が軟らかくなるまで煮る。
❹器に盛り、好みで三温糖をかける。

エネルギー123kcal／脂質0.4g／カルシウム10mg／塩分1.0g

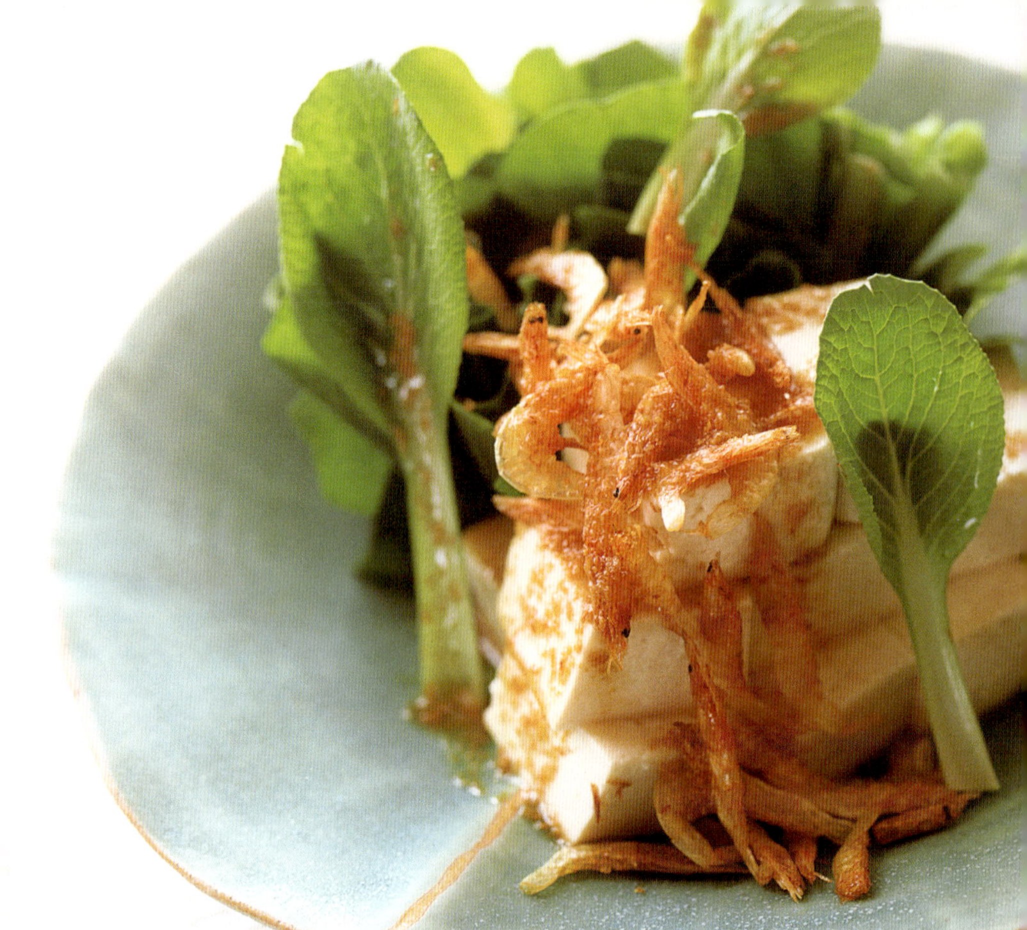

エネルギー100kcal ／脂質5.3g ／カルシウム392mg ／塩分0.8g

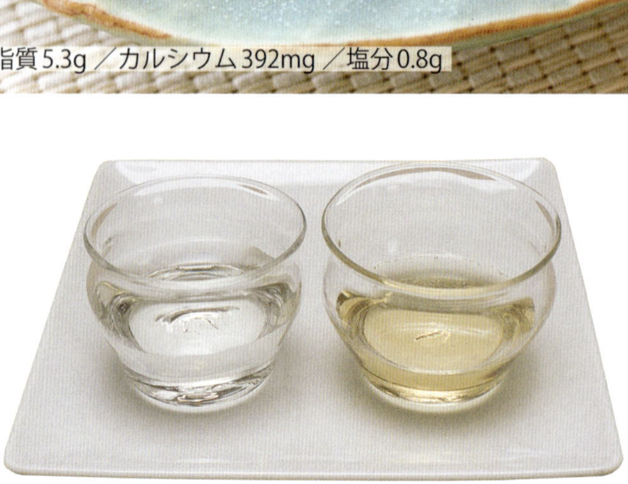

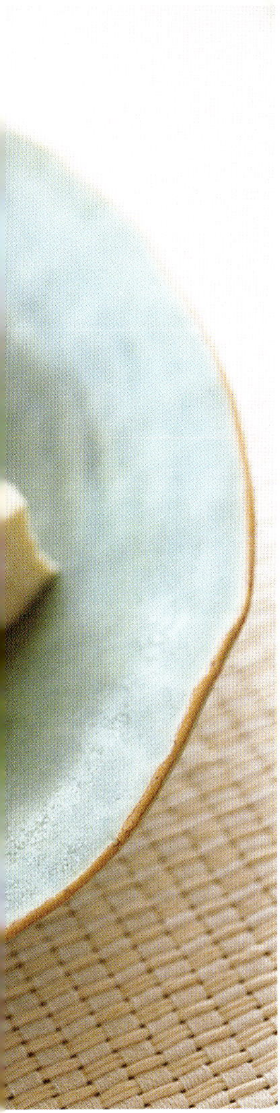

骨を強くし、血を養います

こまつな、豆腐、干しえびのサラダ

材料（3〜4人分）

こまつな　…½束
豆腐　…1丁
干しえび　…14g
［ドレッシング］
オリゴ糖　…小さじ1
オイスターソース　…小さじ1
亜麻仁《あまに》（粉末、58頁参照）　…小さじ2
酢　…小さじ1
塩　…少々
サラダ油　…小さじ2

作り方

❶こまつなは食べやすい大きさに切り、干しえびは炒る。
❷ドレッシングは上から順に混ぜ合わせる。
❸器にこまつな、豆腐を盛り、干しえびを散らし、②のドレッシングをかける。

◆**シロップタイプのオリゴ糖**
オリゴ糖は腸内のビフィズス菌のえさになり、ビフィズス菌をはじめとする善玉菌を増殖させることで、整腸作用を発揮します。玉ねぎやバナナなどの食材にも含まれていますが、粒状やシロップ状のものも市販されています。同じシロップ状でもテンサイ入りのもの（写真右）など、いろいろな種類があります。

気力と体力を養います

●チキンスープの梅ソース添え

材料（4～6人分）

鶏骨つき肉　…600g
かぶ　…3個
まいたけ　…1パック
水　…1200cc
塩　…適量
ローリエ（またはタイム）　…1枚
サラダ油　…大さじ1
［梅ソース］
梅干し　…4個
にんにく　…2かけ
しょうがのみじん切り　…小さじ1
オリーブオイル　…大さじ2

作り方

❶フライパンにサラダ油を敷いて熱し、塩（分量外）をふった鶏肉を皮の側から焼いて焼き色をつける。裏返してさっと焼く。
❷大きめの鍋に、水、①の鶏肉、ローリエを入れ、沸騰させないよう約1時間煮る。
❸別の鍋にオリーブオイルとにんにくを入れて弱火にかけ、にんにくが色づいたら火からおろして冷ます。冷めたらにんにくを潰し、種をとってほぐした梅干しとしょうがのみじん切りを混ぜ、梅ソースをつくる。
❹かぶは縦4つ割りにし、まいたけはほぐし、両方とも②に加えて3分ほど煮る。
❺かぶの葉を食べやすい長さに切って、④に加え、塩で味を調え、火を止める。
❻皿に⑤を盛りつけ、③を添える。

エネルギー206kcal ／脂質16.0g ／カルシウム12mg ／塩分2.4g

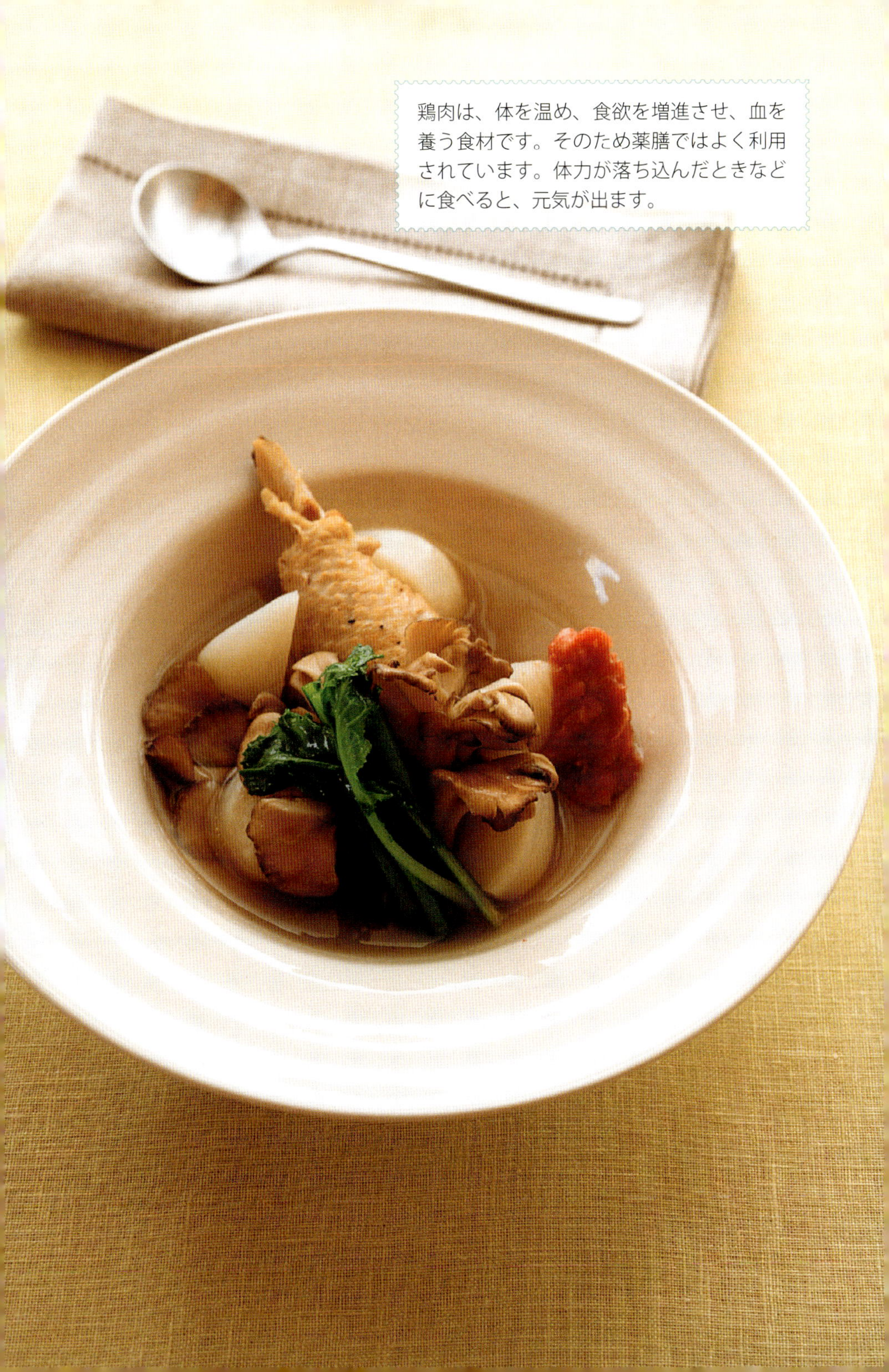

鶏肉は、体を温め、食欲を増進させ、血を養う食材です。そのため薬膳ではよく利用されています。体力が落ち込んだときなどに食べると、元気が出ます。

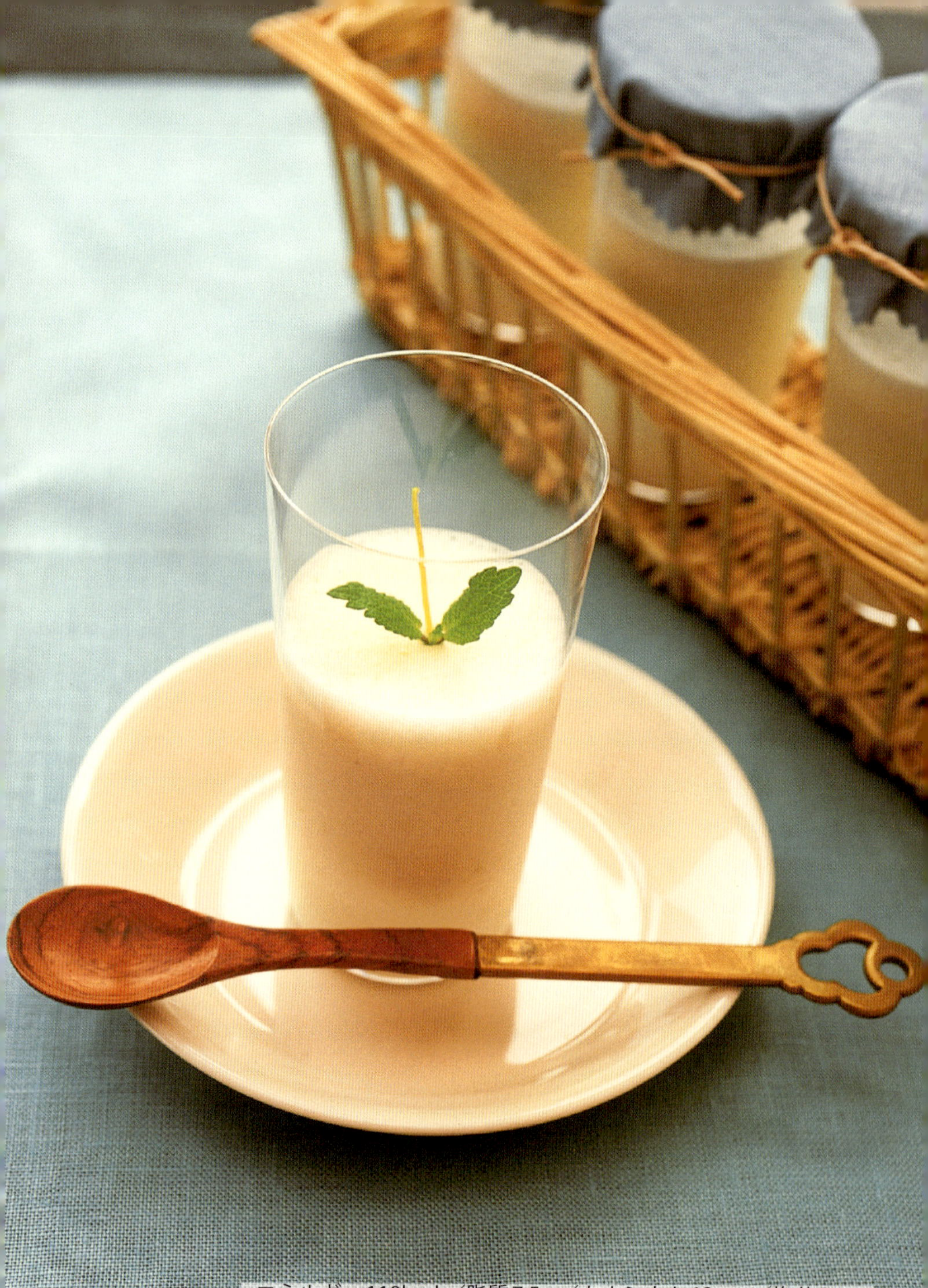

エネルギー 119kcal ／脂質 7.5g ／カルシウム 13mg ／塩分 0.1g

口が渇いたときに。お見舞いのおみやげに

●レモンライムのムース

材料（４～６人分）

レモン汁　…１個分
ライム汁　…１個分
砂糖　…大さじ２½
レモンの皮　…１個分
ライムの皮　…１個分
卵白　…１個分
砂糖　…35g
生クリーム　…100cc
板ゼラチン　…4.5g
ミントの葉　…適量

作り方

1. レモン、ライムの絞り汁と水で200ccにする。
2. 板ゼラチンはたっぷりの冷たい水でもどす。
3. レモン、ライムの皮はそれぞれすりおろす。
4. 鍋に①、砂糖を入れ火にかけ、少し温まったら火から下ろし、②の板ゼラチンの水気をふき取って加え、溶かす。鍋ごと氷水にあててとろみがつくまで混ぜ、③も加える。
5. 卵白をボウルに入れて泡立て、砂糖を２～３回に分けて加え、メレンゲを作る。
6. ④に⑤を⅓量入れてなじませてから、⑤のボウルに加え、泡が潰れないように混ぜ合わせる。
7. 生クリームを７分立てにして⑥に加え、混ぜ合わせ、１人分ずつカップに入れて冷やし固めミントを飾る。

治療に疲れて、心身ともにまいってしまったとき、口当たりがよく見た目もさわやかなデザート系のメニューは強い味方になってくれます。多めにつくって、お見舞いのお供にしてください。

のどを潤し、消化を促進させます。お見舞いのおみやげに

●トマトのコンポート

材料（4～6人分）

トマト（小さめ）…8個
レモンの皮…少々
バジル…適量
A］
氷砂糖…50g
水…500cc
塩…小さじ½

作り方

❶トマトは湯むきする。
❷鍋にAを入れて火にかけ、氷砂糖を溶かす。
❸②の鍋に①のトマト、レモンの皮のすりおろしを入れ、沸騰したら弱火にする。落とし蓋をして約3～4分煮る。バジルの葉を加えてさっと煮て、そのまま冷ます。

エネルギー35kcal／脂質0.1g／カルシウム8mg／塩分0.3g

トマトは手足のほてりを改善するといわれています。消化も促進するのでデザートにぴったりです。体が冷えるときは、しょうがのせん切りをプラスするとよいでしょう。

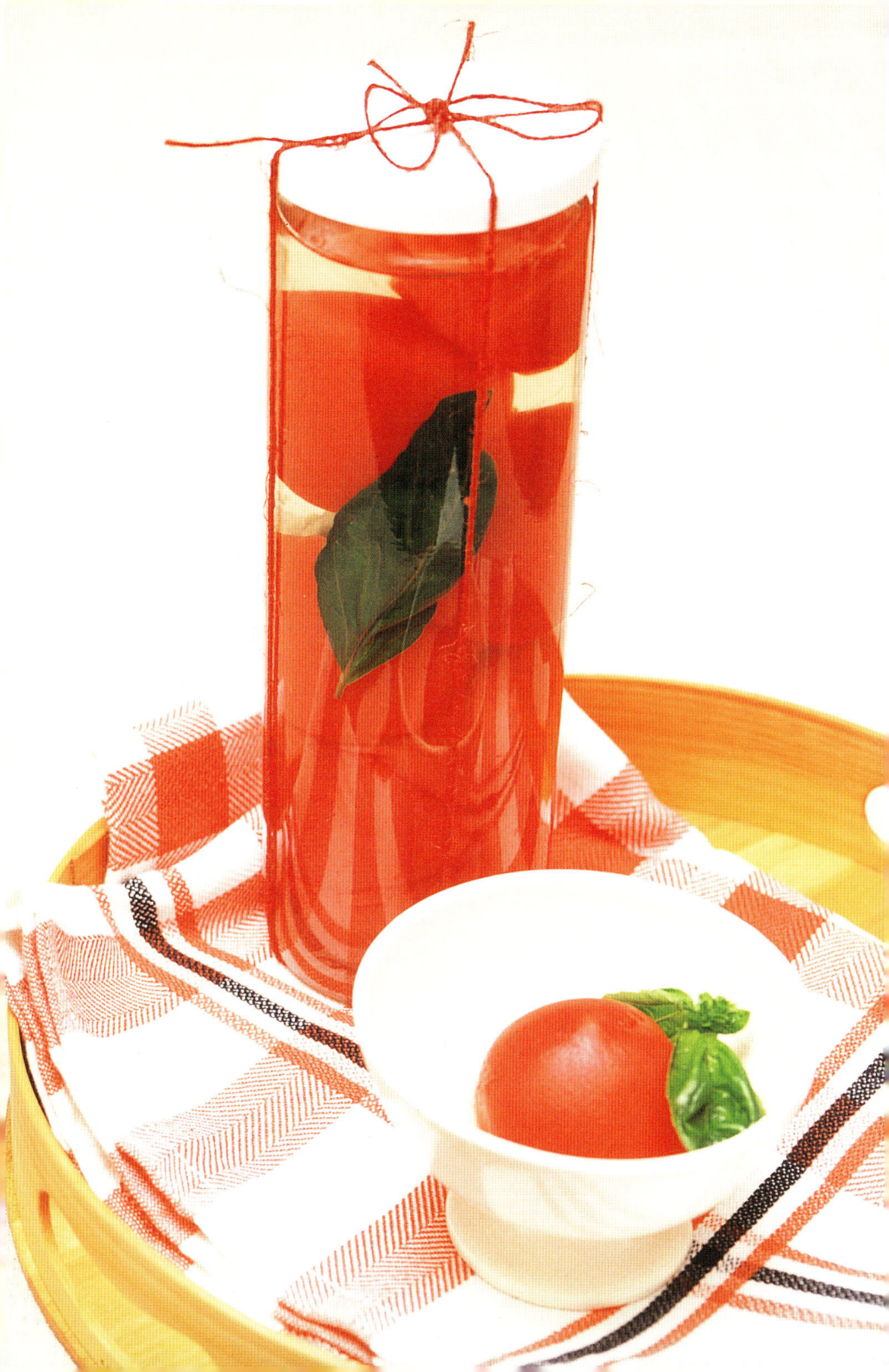

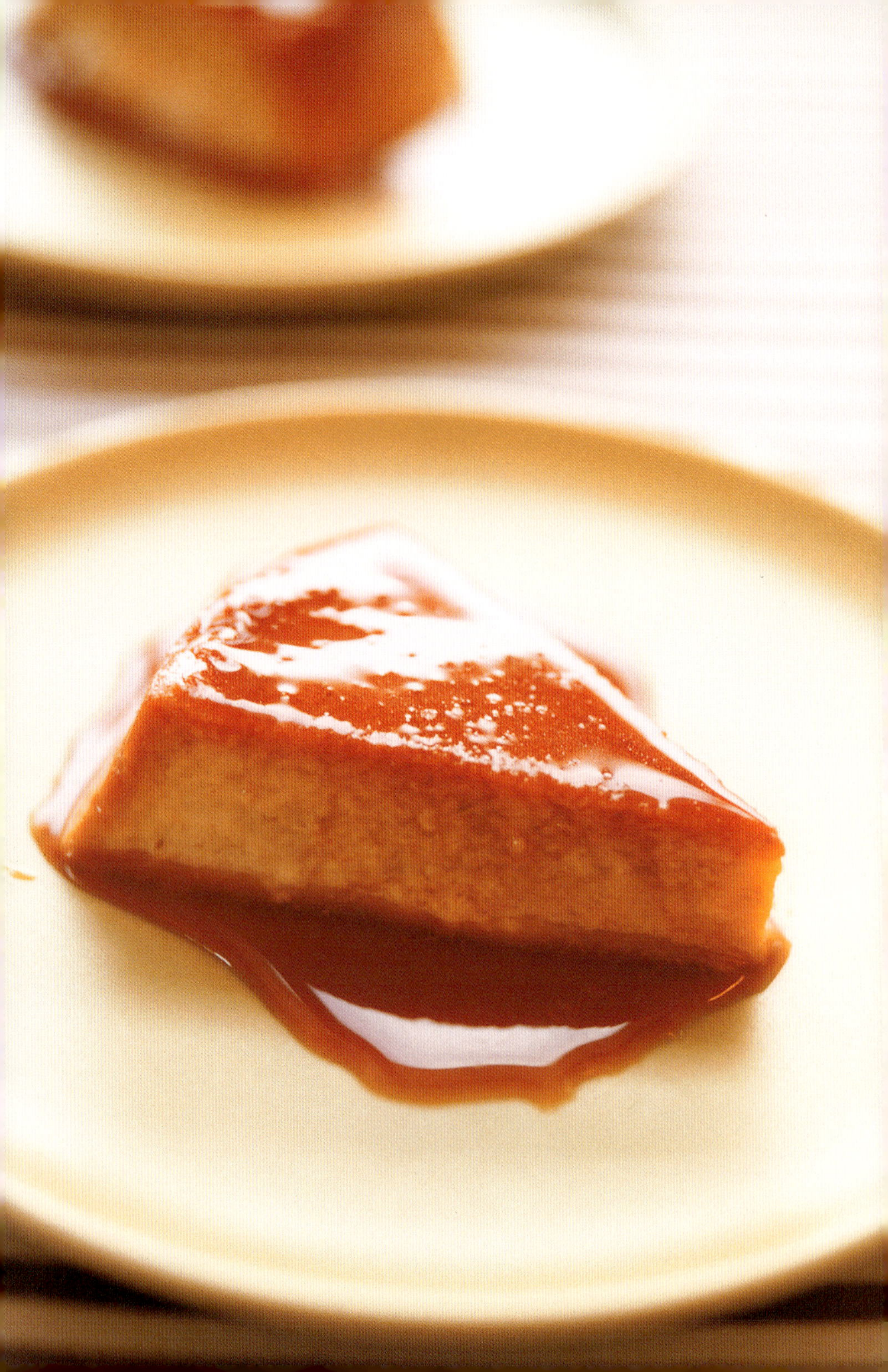

便秘を改善し、のどに潤いを与えます

バナナのフラン

材料（20cmのココット1台分）

卵　…3個
砂糖　…80g＋45g
バナナ　…小3本
レモン汁　…小さじ1
生クリーム　…100cc
牛乳　…150cc
ラム酒　…大さじ1

作り方

1. ココット型の内側にバターを塗り、冷やしておく。
2. 鍋に砂糖80gと水少々を入れ、弱火で煮詰めてカラメルを作る。水大さじ1を加えて火を止め、①の型に入れて冷ます。
3. バナナはレモン汁と一緒にフードプロセッサーにかけ、ピュレをつくる。
4. ボウルに卵、砂糖45gを入れ、よくすり混ぜ、バナナのピュレとラム酒を加える。
5. 温めた生クリームと牛乳を、少しずつ④に入れ混ぜ合わせて、型に流す。
6. ⑤をバットに置き、160℃のオーブンに入れ、バットに熱湯を注ぎ、20〜30分湯せん焼きにする。

＊ラム酒のかわりにバニラビーンズなどでもよい。

エネルギー249kcal／脂質11.1g／カルシウム53mg／塩分0.2g　（1/6切れ分）

消化・吸収がよく、胃腸が弱っているときにはありがたい食材のバナナを、食べやすくフランにしたメニューです。力が出ないとき、食欲がないときでも、おいしく食べることができます。

予防・再発予防のための料理

がんを予防する、またはがんの再発を予防するためには、がんに負けない体づくりを心がけることが大切です。その最大の手段が毎日毎回の食事といえるでしょう。

具体的には、細胞の老化やがん化に関係している活性酸素の発生をできるだけ抑えるために、抗酸化作用のある食事を心がけること、そして抗がん作用が期待されているオメガ3脂肪酸を積極的に摂取すること、さらに乳がんの発症は女性ホルモンと密接な関係があるので、女性ホルモンと食事の関係について知り、毎日の食事に反映させること、などが望ましいのです。

活性酸素を抑え抗酸化作用のある食事とは、ひとくちにいえば、野菜を豊富に取り入れた食事です。野菜には活性酸素を除去する働きをもつものが多くあります。また、きのこや海藻類にも抗酸化作用があり、バナナやイチゴ、キウイフルーツなどの果物も有効です。

抗がん作用が期待されているオメガ3脂肪酸は、α-リノレン酸系列の必須脂肪酸で、EPA（エイコサペンタエン酸）やDHA（ドコサヘキサエン酸）なども含まれます。これは魚に豊富に含有しているものなので、積極的に旬の魚、とくに青魚をいただくとよいでしょう。また、日本ではあまり知られていませんが、亜麻仁《あまに》（亜麻の実の粉）や亜麻仁油（亜麻の実を絞った油）もオメガ3脂肪酸を豊富に含んでいます。

乳がんの発生に関係の深いエストロゲンを抑えるためには、なんといっても大豆と大豆食品が有効です。大豆イソフラボンの抗エストロゲン作用が、乳がん予防に有効に働くからです。過剰摂取は禁物なので、サプリメントからの摂取には注意が必要ですが、食品から摂る量なら大丈夫です。骨粗鬆症の予防効果もあります。

この章では、野菜、大豆、魚のレシピを紹介しています。乳がんの予防・再発予防のための健康的な食生活に、ぜひ役立ててください。

きほんの**料理術**
8カ条

食事は毎日の、そして一生続く営みです。そのため食事のよしあしは、自分と家族の健康に大きな影響をおよぼします。でも忙しい現代社会では、毎回毎回、完ぺきな食事づくりができるとは限りません。むしろ、ちょっとした注意や工夫を習慣にすることで、少しでも健康によい内容に近づけたいものです。

ここでは、乳がんの予防・再発予防の食事づくりとして心がけたい、８つの基本的な工夫を紹介します。

油を控えた自家製ドレッシングを

1

市販のドレッシングは、一般に乳化剤として油が多く使用される傾向があります。脂肪の摂取を減らすために、ドレッシングは油を控えて手作りしましょう。

油を使わなくても、片栗粉でとろみをつけることにより、ドレッシングの材料を上手に混ぜ合わせることができます。適度なとろみもついて、野菜によくなじみます。

＊「鶏肉と蒸し野菜のレモンソース」（60頁）参照

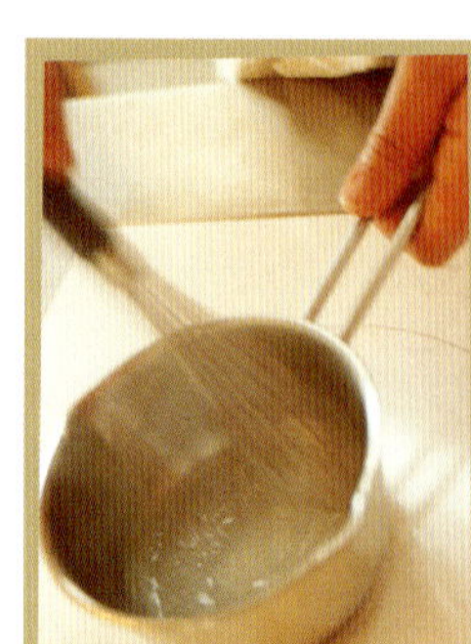

食材の脂肪を減らす工夫

肉の脂肪は、焼いたり煮たり、蒸したりすることで、かなり減らすことができます。

たとえば、チキンスープをつくるときは、まんべんなく焼けるように適量の油を敷き、鶏肉の皮めから中火弱でしっかりと焼いて油を出し、キッチンペーパーなどで油をふき取ってから煮込むようにしましょう。

また、調理法によっては食材中の脂をかなり落とすことができます。肉類の場合、焼いたときのカロリーを100とすると、蒸したりゆでたりしたときのカロリーは70ぐらいになるといわれています。

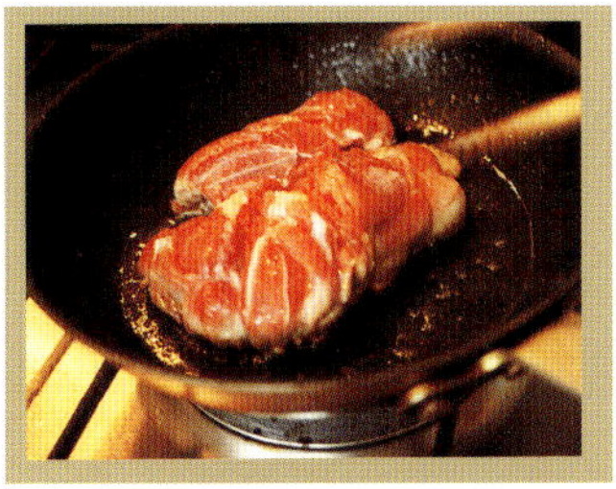

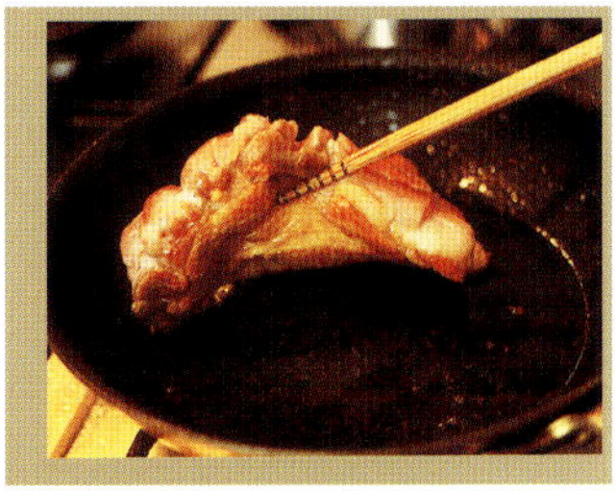

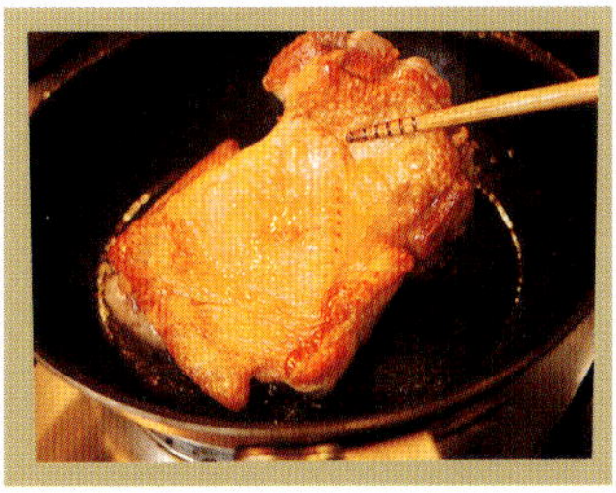

酸化した油は摂らない

食用油などが酸化して劣化すると、「過酸化脂質」と呼ばれる物質になり、がんや炎症などの疾病を引き起こしやすくなります。長く空気に触れていた油や、揚げものをした後の油は酸化しやすいので、取り扱いには注意が必要です。油はいつも新しいものを使うようにすることが大切です。

また、大豆油、コーン油などリノール酸が多く含まれている油は酸化しやすく、一方、オレイン酸が多く含まれているオリーブオイルやラードなどは、酸化が起こりにくいことが知られています。

4

“カメレオンスープ”のすすめ……

チキンスープはどんな具材にもマッチします。まるで、周りの色に自分の体の色を合わせることができる“カメレオン”みたいです。そこで、時間のあるときに多めにつくり、冷凍保存しておきましょう。忙しいときは、このスープを温め、冷蔵庫の中の野菜を加えるだけでよいのです。子どもにはシチューやカレーにそのまま利用することもできます。

＊「なつめ、黄耆《おうぎ》入り鶏肉のスープ」（32頁）、「チキンスープの梅ソース添え」（40頁）参照。

＊「牛肉のポトフ」（56頁）も“カメレオンスープ”になります。冷凍保存するときは、野菜は取り除いてください。

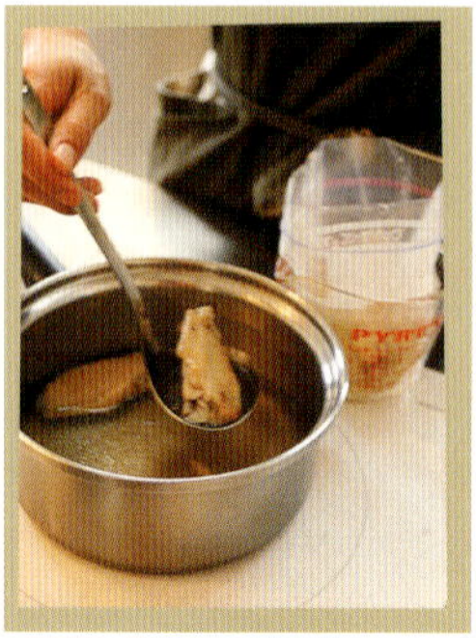

5

新鮮な食材を選ぶ……………………

野菜にはたくさんのミネラル分が含まれており、これらががんを防止するのに大きく寄与しているといわれています。そうしたミネラル分は、旬の時期の新鮮な野菜ほど、豊富に含まれています。また、有機栽培の野菜のほうが化学肥料で育った野菜よりも、ミネラル分が多いことも知られています。

魚も旬のものほど、たんぱく質も脂質も良質で、力があります。

食材はなるべく、旬のもの、新鮮なもの、そして野菜はできるだけ有機栽培のものを食べるようにしましょう。

6

野菜をたくさん摂る工夫…………

野菜は加熱するとかさが減り、たくさん食べることができます。カメレオンスープに野菜を加えるだけでも、手軽にたくさんの野菜が摂れます。加熱によって一部のビタミンなどが失われますが、それでもかさを減らしてたくさん食べたほうが、多くのビタミンを摂取できるといわれています。具だくさんのスープには、それぞれの野菜の旨味が溶けだし、ケミカルな調味料を使わなくても本当においしいスープができます。

7 塩分を減らす工夫

日本人は比較的塩分の摂取量が多く、毎日の食事のなかで塩分量を減らす努力が必要です。

塩味に慣れすぎている人は、野菜の甘味を感じられる塩加減がおいしいと思うように、舌をリセットしましょう。それにはゆでたての野菜をそのまま味わい、少しずつ塩をつけ、野菜本来の甘味がひきたつ塩加減を発見するとよいでしょう。

レモン汁や酢を利用するなどして、減塩してもおいしく食べられる工夫もよいでしょう。

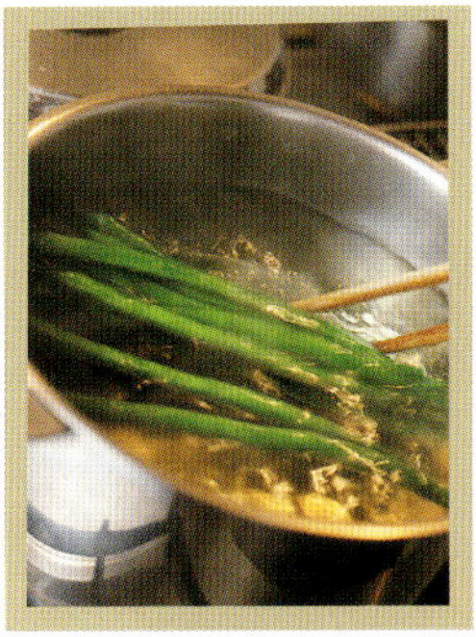

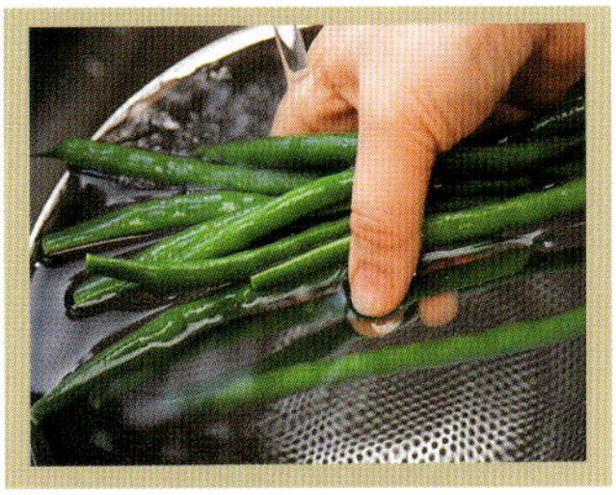

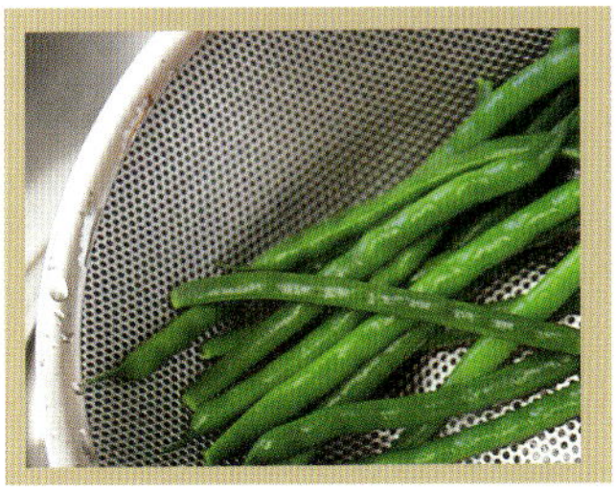

8 食事と食事づくりを楽しむ

食事はなにより“楽しむ”ことが大切です。気まずい思いで食べた食事より、楽しく元気な気持ちで食べた食事のほうが、ずっと体への吸収もよいのです。おいしい食事をとることで、体ばかりでなく心のエネルギーも補給しましょう。

合わせて、食事づくりも楽しみましょう。食事づくりとは、素材に手をいれて、自分と家族の「元気」をつくり出すものですから、崇高で楽しい作業です。できあがりとそれを食べる人の顔を思い浮かべ、楽しい食事づくりをしてください。

1. 野菜をたっぷり食べるためのレシピ

抗酸化作用をはじめとした野菜のさまざまな効用は、がんばかりでなく生活習慣病の予防にも効果的です。調理法を工夫して、おいしくたっぷりと食べたいものです。野菜の有効成分をのがさないためには、蒸しものやスープがおすすめです。

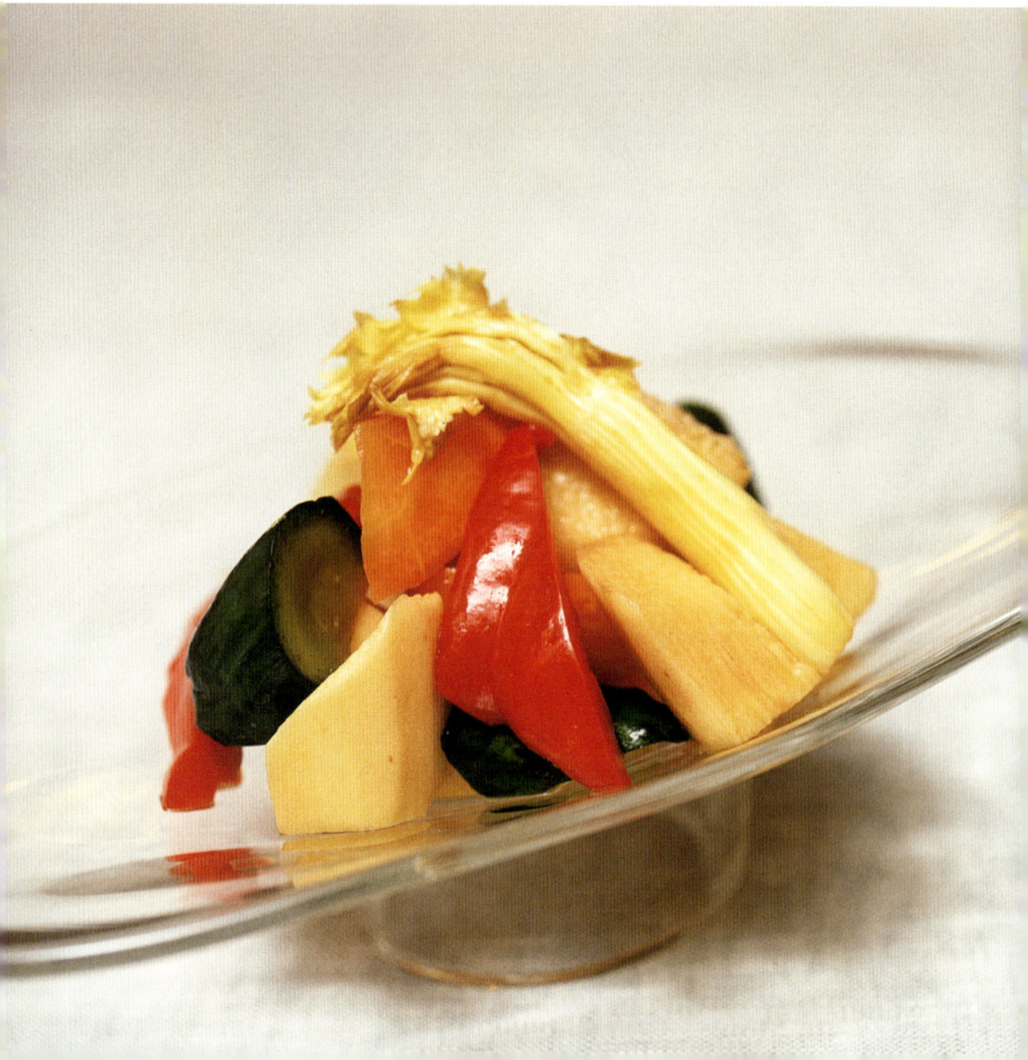

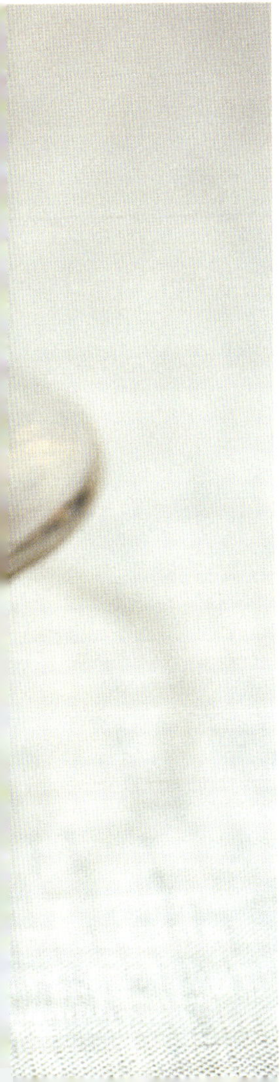

●野菜のピクルス

材料（６人分）

きゅうり …２本 ● セロリー …１本
にんじん …１本 ● 赤ピーマン …１個
ながいも …15cm ● 塩 …適量
［漬け汁］
にんにく …１かけ ● 鷹の爪 …１本
酢 …大さじ８ ● みりん …大さじ８
砂糖 …大さじ３ ● しょうゆ …大さじ６
酒 …大さじ３

作り方

❶きゅうり、セロリー、にんじん、赤ピーマン、ながいもを適当な大きさに切り、軽く塩をまぶす。水気が出てきたら軽くふきとる。
❷にんにくは横に２～３個にスライスし、鷹の爪は縦に切って種を取る。
❸鍋に酒を入れて沸騰させ、②のにんにく、鷹の爪を加え、漬け汁の残りの調味料を入れ、再度沸騰したら火から下ろす。
❹①をビニール袋に入れ、③を注ぎ、空気を抜くようにして口を閉じ、冷ます。

ほかにも季節によって、好みの野菜を利用してください。

エネルギー67kcal ／脂質0.2g ／カルシウム33mg ／塩分1.3g

●牛肉のポトフ

材料（4～6人分）

牛肉　…500g
玉ねぎ　…1個
にんじん　…1本
じゃがいも　…4個
芽キャベツ　…1パック
マッシュルーム　…1パック
だし汁（または水）　…1500cc
サラダ油　…大さじ1
タイム、ローリエ、セロリの葉　…適量
塩、こしょう　…適量
粒マスタード　…適量

作り方

❶牛肉は大きめの角切り、玉ねぎ、にんじん、じゃがいもは適当な大きさに切り、マッシュルームは汚れをふき取る。

❷熱したフライパンにサラダ油を敷き、塩、こしょうをふった牛肉の表面に焼き色をつける。

❸大きめの鍋に牛肉を入れ、だし汁を注ぎ、火にかける。沸騰したらあくを取り、弱火にして、タコ糸でしばったタイム、ローリエ、セロリーの葉を加え、30分以上煮る。

❹③に玉ねぎ、にんじん、じゃがいもを入れ、マッシュルームを加えて15～20分ほど煮る。芽キャベツを加えて、火をとおす。

❺塩、こしょうで味を調え、器に盛り、粒マスタードを添える。

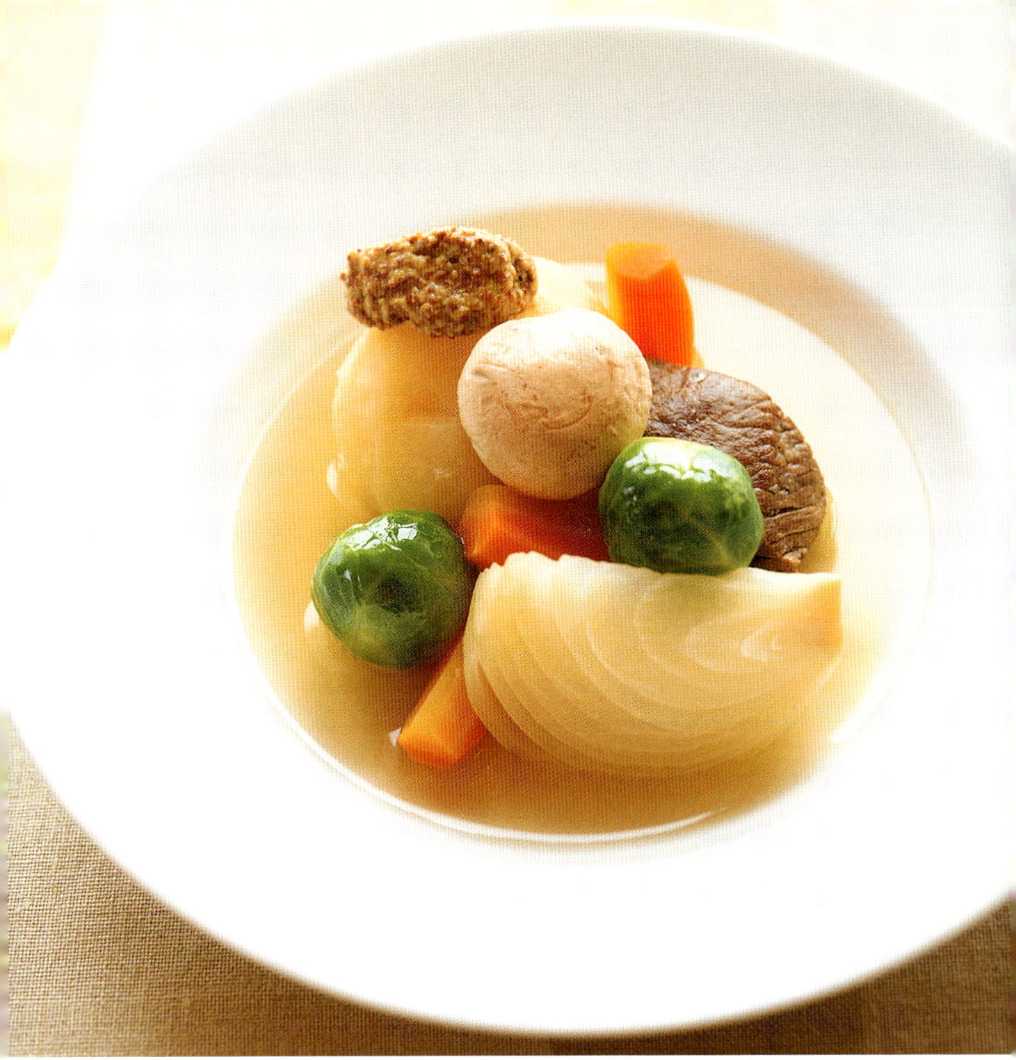

エネルギー324kcal ／脂質16.8g ／カルシウム34mg ／塩分1.4g

多種類の野菜の旨味が溶けあうので、化学調味料がなくても、十分においしい一品です。牛肉は表面を焼くことで、余分な油を落とすとともに、旨味が逃げてしまうのを防ぎます。粒マスタードに塩気があるので、ポトフはなるべく薄味に仕上げましょう。

●ほうれんそうの亜麻仁《あまに》和え

材料（２人分）

ほうれんそう　…１束
［和え衣］
亜麻仁　…大さじ２½
砂糖　…大さじ１
しょうゆ　…大さじ１
だし汁　…大さじ１

作り方

①ほうれんそうは色よくゆでて冷水に取り、水気をきって４cm幅に切っておく。
②ボウルに和え衣の材料をすべて入れて混ぜ合わせ、①のほうれんそうを和える。
③器に盛る。

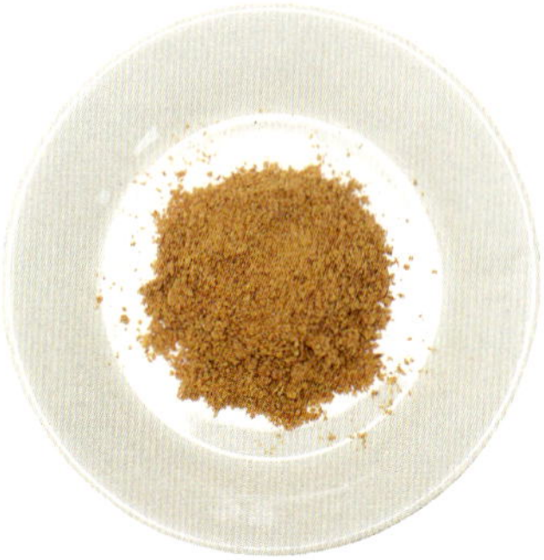

◆亜麻仁《あまに》
亜麻という植物の種子で、粉末にして小麦粉とともにパンやクッキーに使用されることもあります。日本では、種子を絞った亜麻仁油のほうが知られていますが、粉末も市販されています。オメガ３脂肪酸が豊富に含まれています。

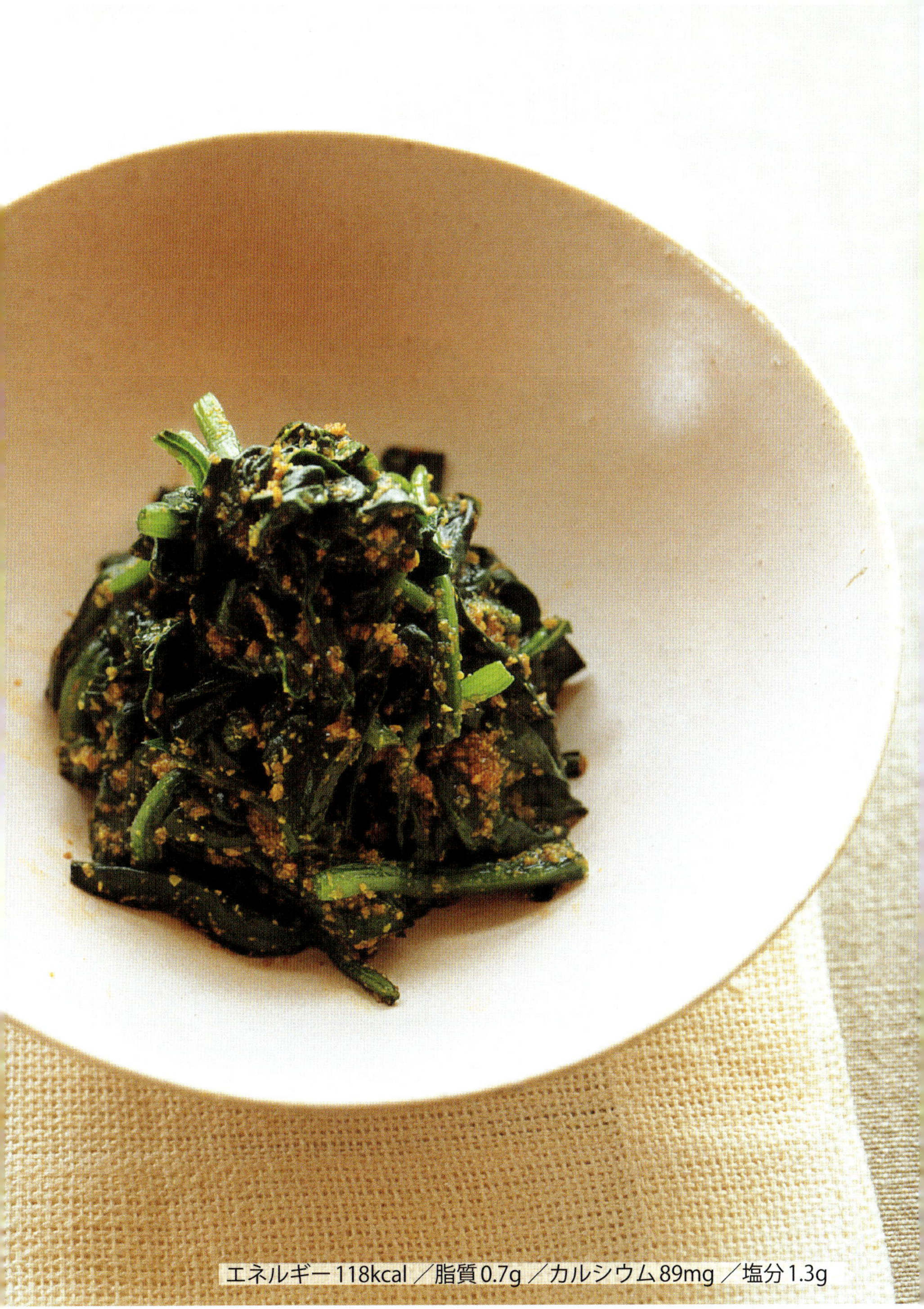

エネルギー118kcal ／脂質0.7g ／カルシウム89mg ／塩分1.3g

●鶏肉と蒸し野菜のレモンソース

材料（４人分）

もやし　…２袋
みずな　…１袋
しめじ　…２パック
鶏もも肉　…400g
酒　…80cc
塩　…少々
しょうがの薄切り　…３枚
長ねぎ　…３cm
［レモンソース］
　水　…75cc
　塩　…小さじ¼
　［水溶き片栗粉］
　　片栗粉　…小さじ½
　　水　…小さじ½
　レモン汁　…大さじ2
　レモンの皮のすりおろし　…小さじ⅓
　エキストラバージンオリーブオイル　…大さじ２

作り方

❶耐熱皿に食べやすい大きさに切った鶏肉、酒、塩、しょうが、長ねぎを入れ、蒸気の上がっている蒸し器で鶏肉に火がとおるまで蒸す。
❷①にもやし、みずな、しめじを入れ、さらに１～２分蒸す。
❸レモンソースをつくる。鍋に水、塩を入れて沸騰させ、水溶き片栗粉でとろみをつけ、ボウルに移して冷ます。冷めたらレモン汁、レモンの皮のすりおろし、オリーブオイルを入れ、よく混ぜ合わせる。
❹蒸しあがった鶏肉と野菜を器に盛りつけ、③のレモンソースをかける。

ひとつの蒸し器で肉と野菜を蒸すので、とても手軽にたくさんの野菜を調理できます。３～５日、冷蔵保存が可能です。ぜひレパートリーに加えてください。レモンソースが食欲をそそります。

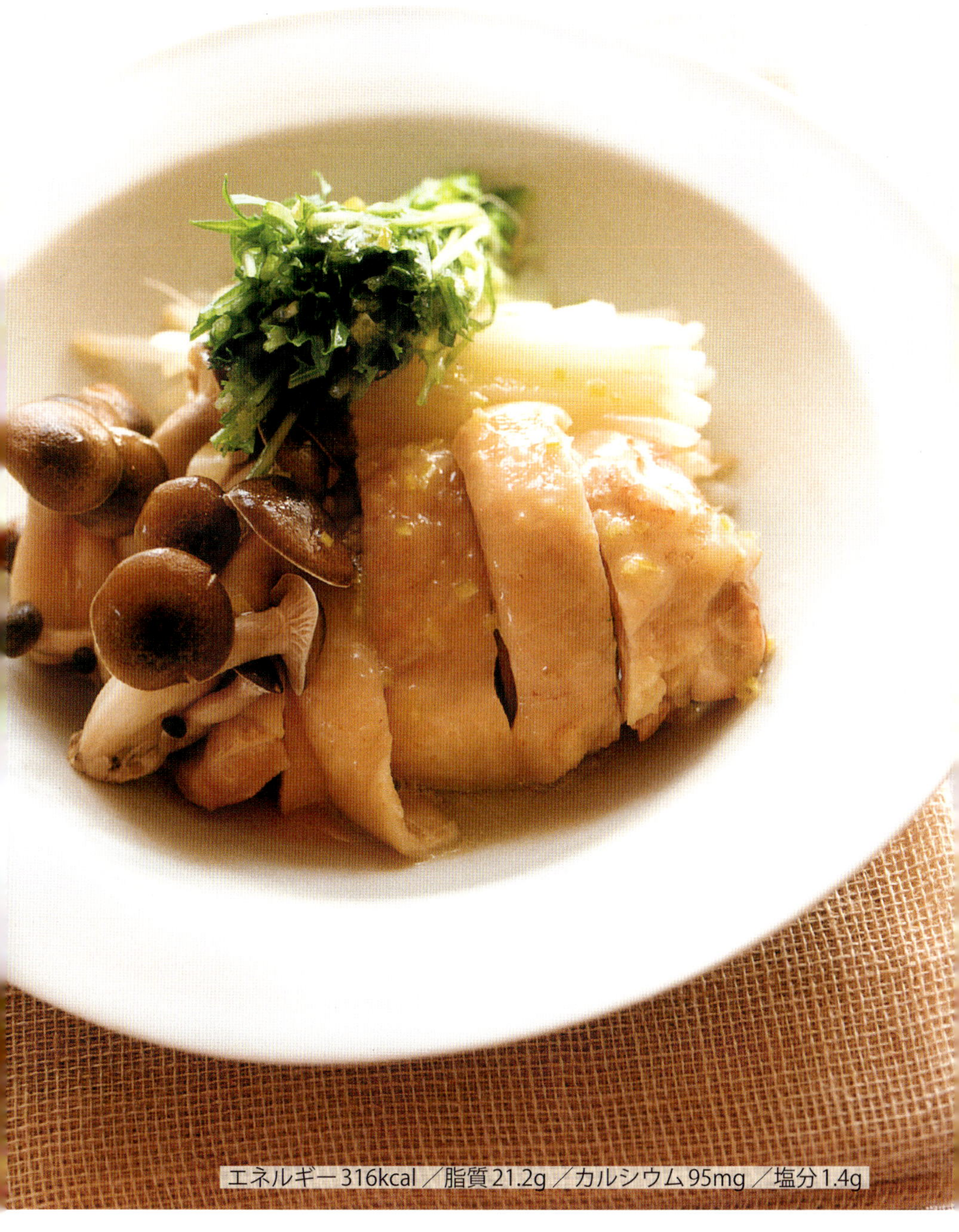

エネルギー316kcal ／脂質21.2g ／カルシウム95mg ／塩分1.4g

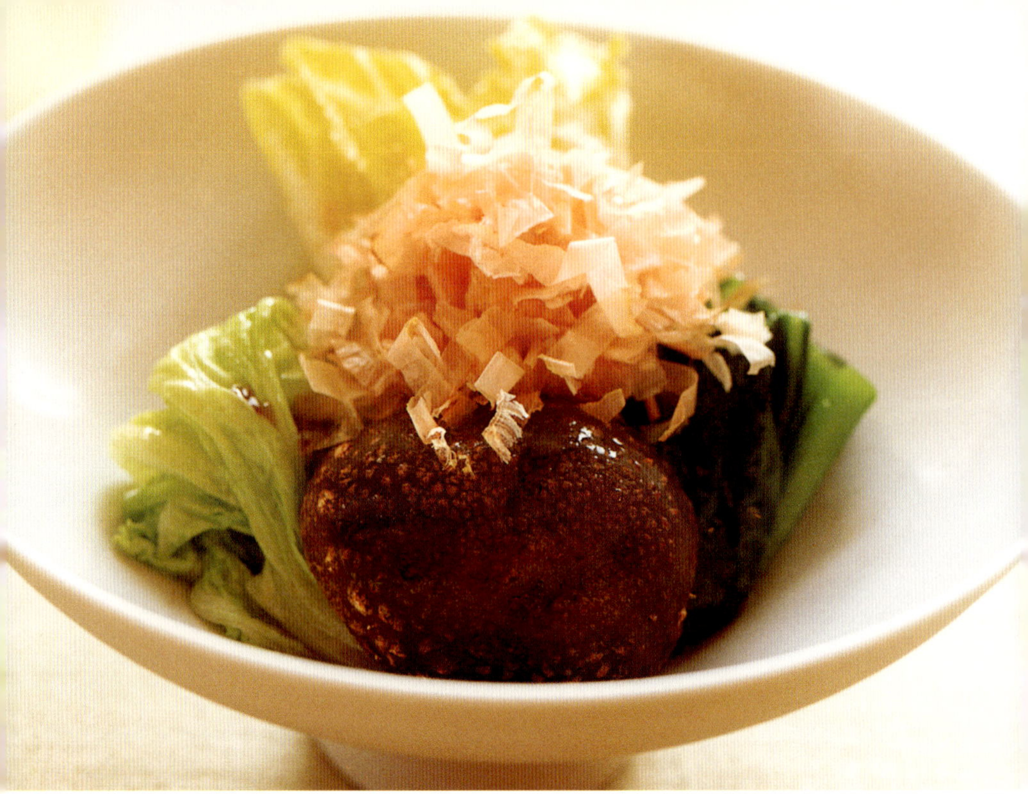

エネルギー20kcal ／脂質0.2g ／カルシウム75mg ／塩分0.9g

●はくさい、しいたけ、こまつなの蒸し煮

材料（４人分）

はくさい　…⅛個
こまつな　…½束
しいたけ　…４個
水　…50cc
塩　…少々
ポン酢　…大さじ２
かつお節　…３g

作り方

❶はくさい、こまつなは食べやすい大きさに切る。

❷鍋に①としいたけ、水を入れ、塩をふり入れて蓋をし、火にかける。沸騰したら火を弱め、野菜に火を通す。

❸野菜を器に盛り、ポン酢をかけ、かつお節をのせる。

●たっぷり野菜と魚介のスープ サフラン風味

材料（４人分）

玉ねぎ　…½個
長ねぎ　…½本
にんじん　…½本
セロリー　…½本
しいたけ　…½枚
サラダ油　…大さじ１
サフラン　…ひとつまみ
白ワイン　…150cc
水　…600cc
はまぐり　…100g
えび　…4尾
きんめだい　…２切れ
塩、こしょう　…適量
パセリのみじん切り　…適量

作り方

❶玉ねぎ、しいたけは薄く切り、長ねぎ、にんじん、セロリーはマッチ棒状に切る。
❷鍋にサラダ油を熱し、弱火で玉ねぎを炒め、長ねぎ、にんじん、セロリー、しいたけ、サフランの順に加え、炒める。
❸別の鍋に白ワイン、水、はまぐりを入れ、蓋をして３～４分煮る。はまぐりを取り出し、煮汁をこし②に加え、煮る。
❹③に殻を取り背わたを除いたえび、半分に切ったきんめだいを入れ、火がとおったら、はまぐりを加えて温め、塩、こしょうで味を調える。
❺器に盛り、パセリのみじん切りをちらす。

たっぷりの野菜と魚介の旨味で、化学調味料を使用しなくても十分な味が出ます。栄養分がスープに溶けていますので、丸ごといただいてください。

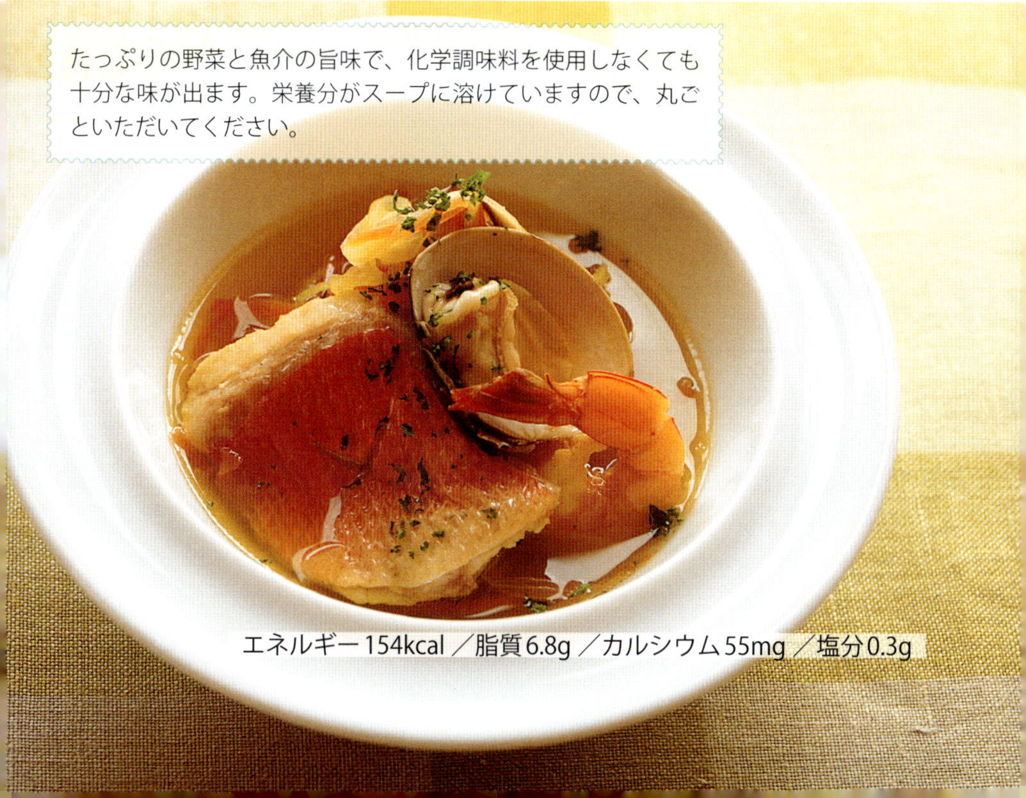

エネルギー154kcal ／脂質6.8g ／カルシウム55mg ／塩分0.3g

2. 大豆を使ったレシピ

大豆は女性ホルモンと関係の深いイソフラボンを豊富に含んでいます。また、良質のたんぱく源を含み、しかも低カロリーなので、すぐれた健康食品といえます。豆腐や厚揚げ、きな粉などの加工品でさまざまなおいしい料理ができます。

●豆腐ステーキのくるみみそソース

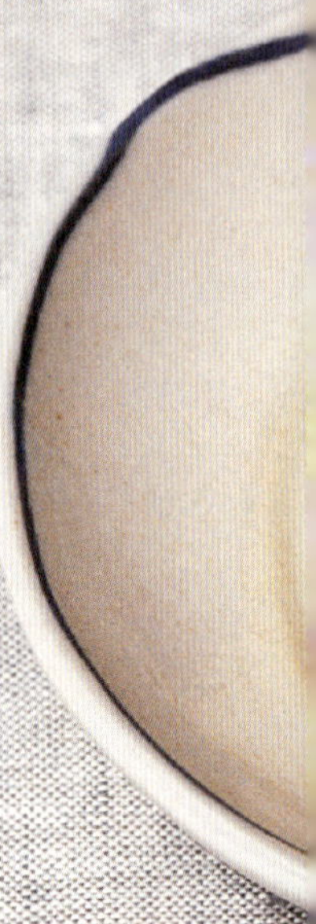

材料（４人分）

木綿豆腐　…２丁　●　長ねぎ　…適量　●　万能ねぎ　…適量
上新粉　…適量　●　サラダ油　…適量
A］
卵黄　…１個分　●　八丁みそ　…大さじ２⅔
田舎みそ　…大さじ１⅔　●　みりん　…大さじ４
砂糖　…大さじ２　●　酒　…大さじ３
くるみ（炒って粗みじん切り）　…大さじ１½

作り方

1. 豆腐はキッチンペーパーで包み、重石をして軽く水切りをする。
2. 長ねぎは白髪ねぎにする。
3. 鍋にAを入れて弱火にかけ、木べらで混ぜながら照りが出るまで火をとおし、甘みそだれを作る。
4. 豆腐の水気をふき、上新粉をつける。フライパンに多めの油を熱し、両面をそれぞれ約１分半焼く。
5. ④に③のたれをかけ、白髪ねぎ、万能ねぎとくるみをのせる。

エネルギー342kcal／脂質18.7g／カルシウム222mg／塩分2.2g

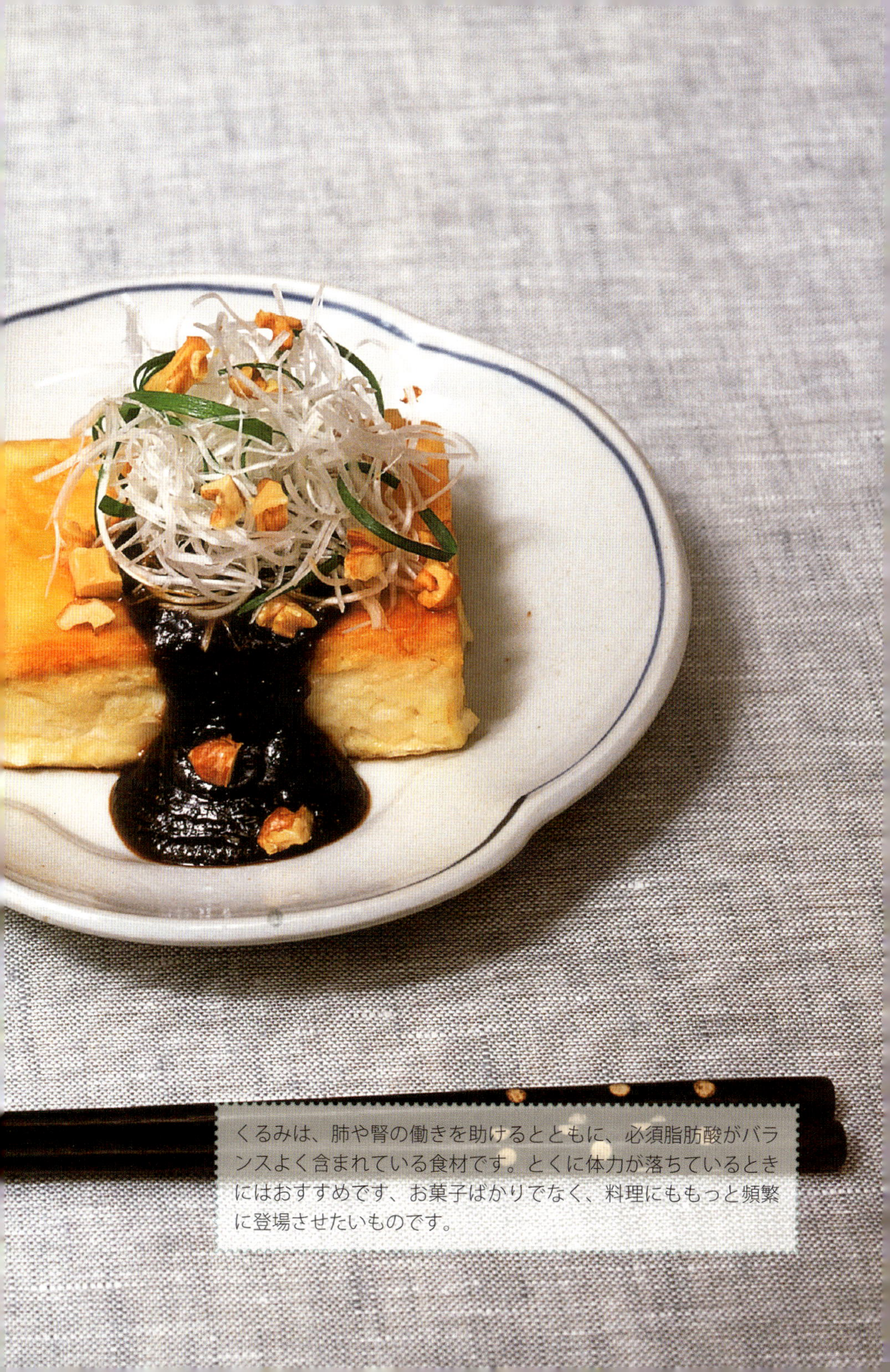

くるみは、肺や腎の働きを助けるとともに、必須脂肪酸がバランスよく含まれている食材です。とくに体力が落ちているときにはおすすめです、お菓子ばかりでなく、料理にももっと頻繁に登場させたいものです。

●厚揚げと豚肉の煮もの カレー風味

材料（２人分）

厚揚げ　…１枚
豚こま切れ肉　…100g
にんじん　…½本
生しいたけ　…４枚
きぬさやえんどう　…４～５枚
カレー粉　…小さじ½
だし汁　…150cc
砂糖　…大さじ１
みりん　…大さじ２
しょうゆ　…大さじ２
［水溶き片栗粉］
片栗粉　…大さじ½
水　…大さじ１
サラダ油　…小さじ２

作り方

❶にんじんは一口大の乱切り、しいたけは軸を切り半分にそぎ切り、きぬさやえんどうはへたと筋を取り、熱湯でさっと塩ゆでにし冷水にとる。厚揚げは熱湯で約１分ゆでてざるに上げ、三角形になるように対角線で切る。
❷鍋にサラダ油を熱し、豚肉を入れて炒める。肉の色が変わったらにんじん、しいたけを順に加え、さっと炒める。
❸②にカレー粉をふり入れて全体にからめ、だし汁、砂糖、みりん、しょうゆを加える。中火でにんじんが軟らかくなるまで10分ほど煮る。
❹厚揚げを加え、約５分煮たら、水溶き片栗粉でとろみをつける。
❺器に盛り、きぬさやえんどうを散らす。

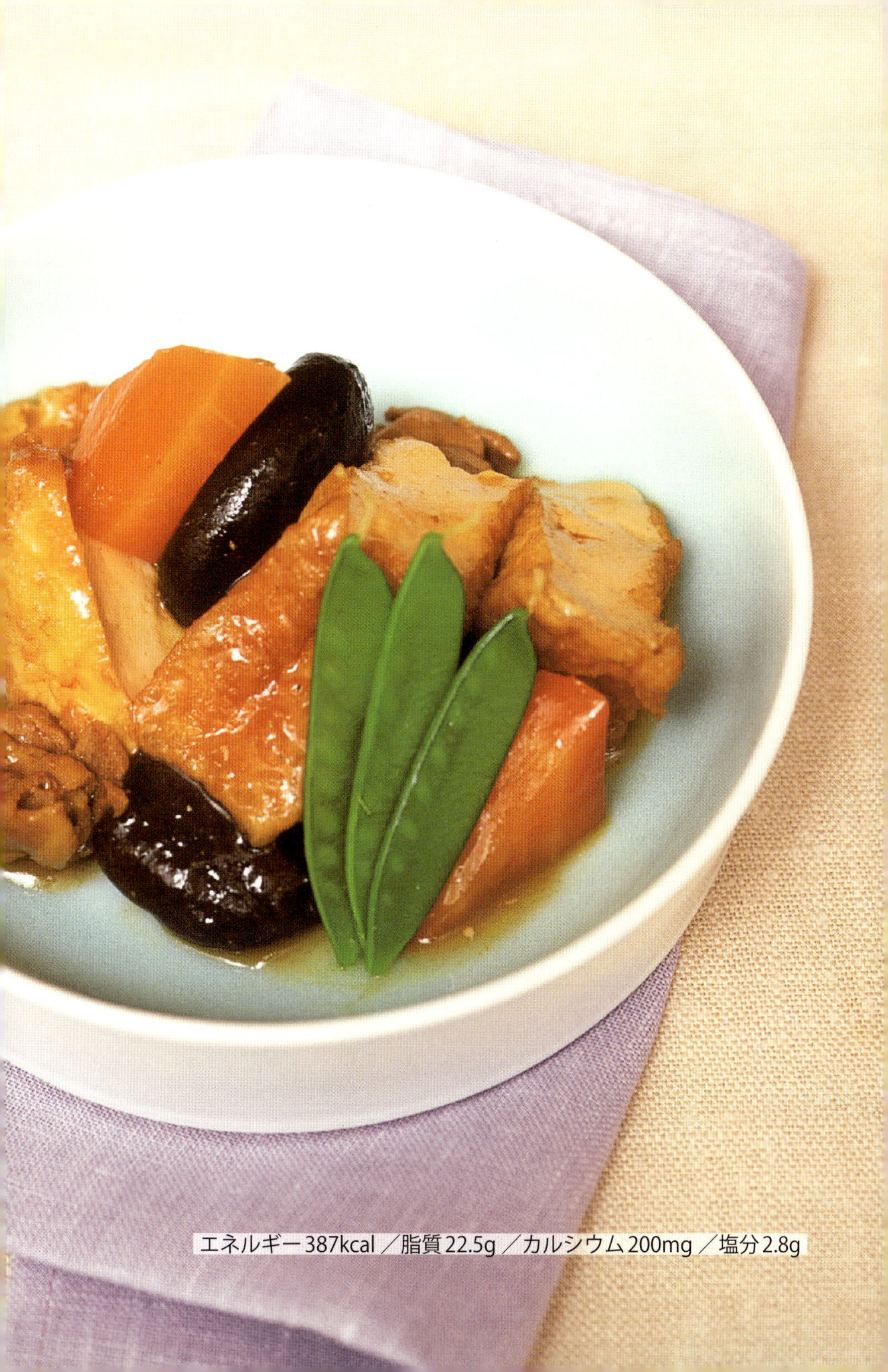

エネルギー387kcal ／脂質22.5g ／カルシウム200mg ／塩分2.8g

●冷や奴《やっこ》３種

●納豆となめたけ

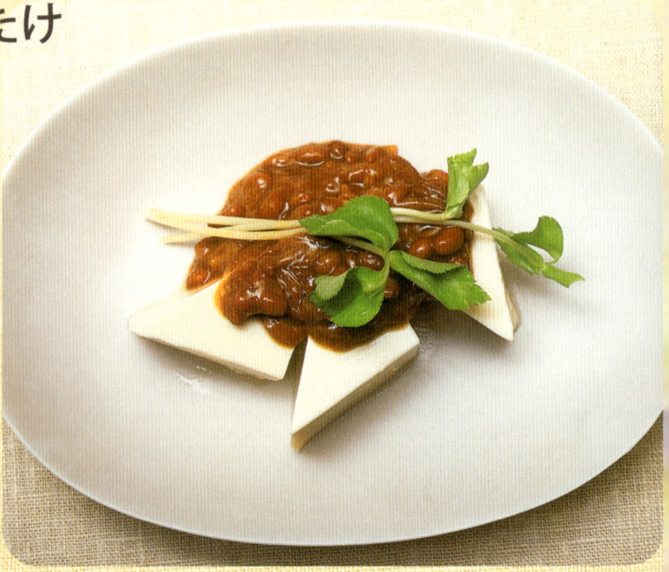

材料（4人分）

絹ごし豆腐　…1丁

A］

- なめたけ佃煮　…40g
- 納豆　…1パック（30g）
- ごま油　…大さじ1
- 和がらし　…小さじ1
- しょうゆ　…小さじ2

みつば　…適量

作り方

❶ Aをすべて混ぜ合わせる。

❷ 三角に切った豆腐に①をのせ、みつばを添える。

エネルギー109kcal ／脂質7.0g ／カルシウム53mg ／塩分1.

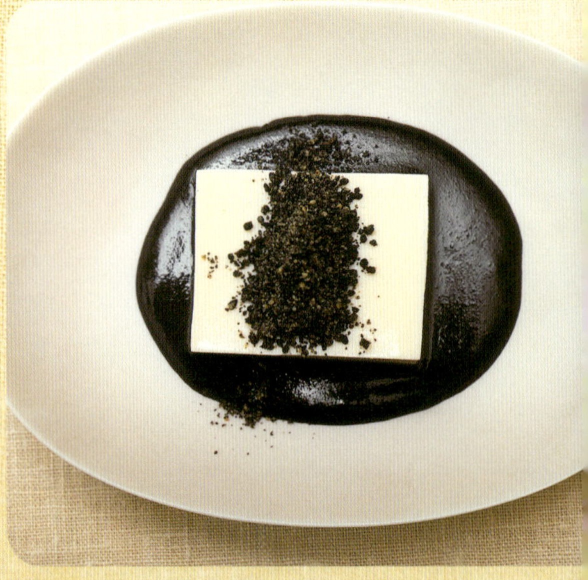

エネルギー142kcal
脂質9.5g
カルシウム188mg
塩分0.7g

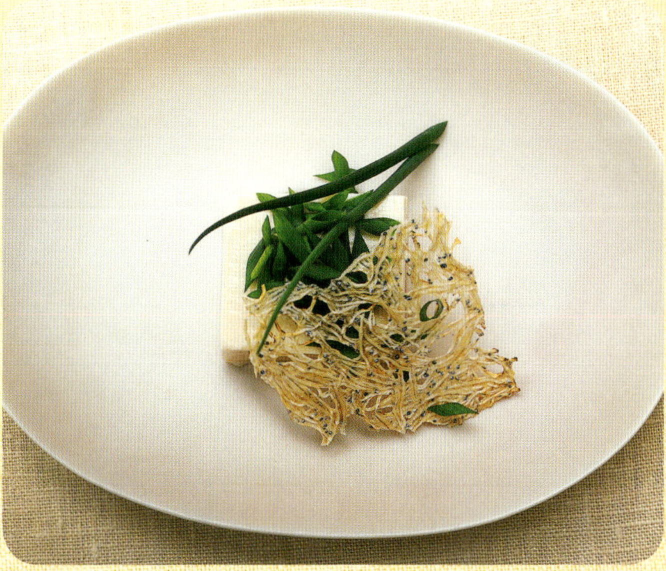

エネルギー66kcal
脂質3.2g
カルシウム70mg
塩分0.1g

●たたみいわしかけ

材料（4人分）

絹ごし豆腐　…1丁
たたみいわし　…1枚
万能ねぎ　…2本

作り方

❶万能ねぎは5 mm幅の斜め切りにする。
❷豆腐を器に盛り、たたみいわしを添え、ねぎを散らす。

●黒ごまだれ

材料（4人分）

絹ごし豆腐　…1丁
A］
黒練りごま　…大さじ2
煮きりみりん　…大さじ1
しょうゆ　…大さじ1
水　…大さじ1
すりごま　…適量

作り方

❶Aをすべて混ぜ合わせる。
❷器に①のたれを敷き、豆腐を盛り、すりごまをかける。

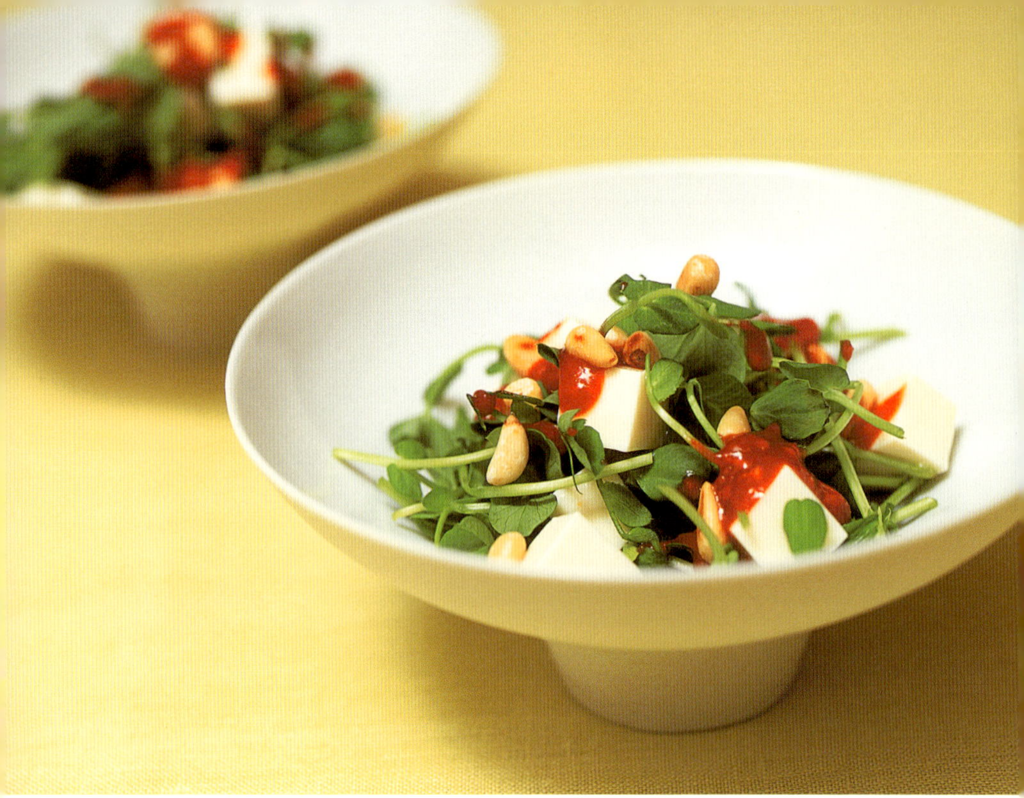

エネルギー169kcal ／脂質7.3g ／カルシウム64mg ／塩分1.1g

豆腐と豆苗のサラダ 韓国風

材料（2人分）

豆腐　…⅔丁
豆苗　…½パック
松の実　…大さじ1
［ドレッシング］
コチジャン　…大さじ2
酢　…大さじ1
砂糖　…大さじ1
長ねぎのみじん切り　…大さじ1
にんにくのみじん切り　…小さじ½

作り方

1. ドレッシングの材料を上から順に加え、混ぜ合わせる。
2. 器に1cm角に切った豆腐と、豆苗を盛り合わせ、炒った松の実とドレッシングをかける。

●豆腐のしょうがあんかけ

材料（３～４人分）

豆腐　…１丁
しょうが　…１かけ
［しょうがあん］
　だし汁　…150cc
　しょうがのすりおろし　…小さじ１
　塩　…少々
　［水溶き片栗粉］
　　片栗粉　…小さじ½
　　水　…小さじ１

作り方

❶鍋に水と豆腐を入れて火にかけ、温める。

❷しょうがは針千本（極細のせん切り）に切って、針しょうがにする。

❸別の鍋にだし汁、塩を入れ沸騰させる。水溶き片栗粉を混ぜながら加え、一度沸騰させて、とろみをつける。仕上げにしょうがのすりおろしを加える。

❹器に①の豆腐を盛り、③のあんをかけ、②のしょうがをのせる。

エネルギー60kcal ／脂質3.1g ／カルシウム45mg ／塩分0.7g

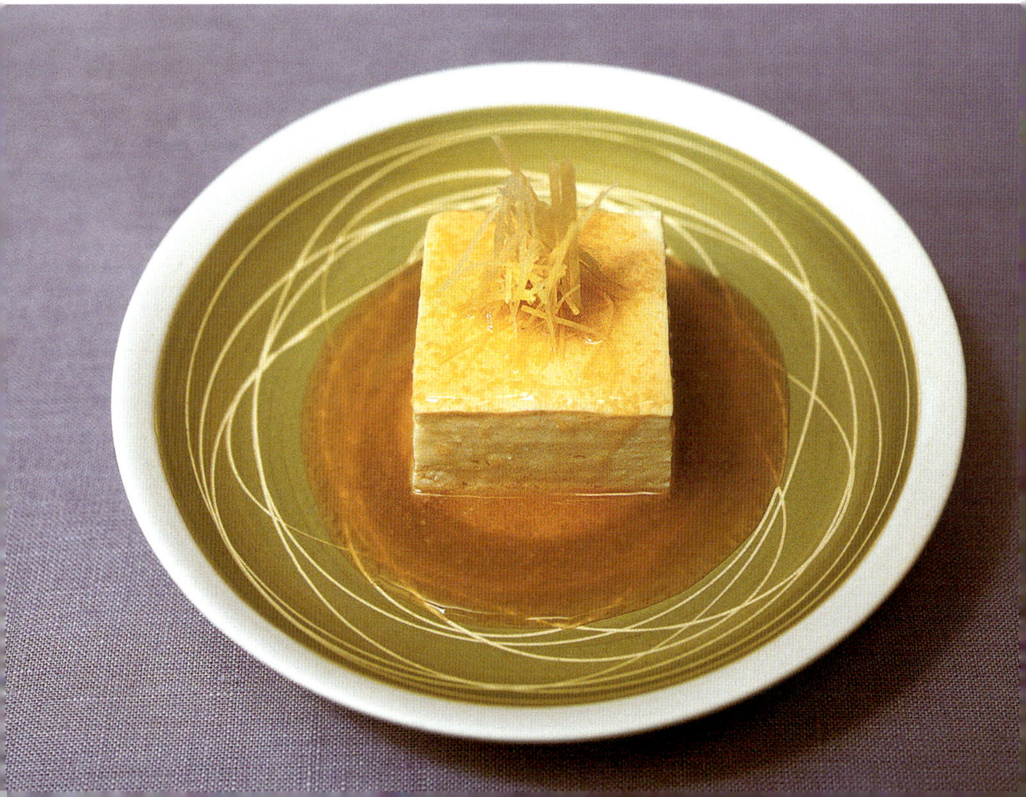

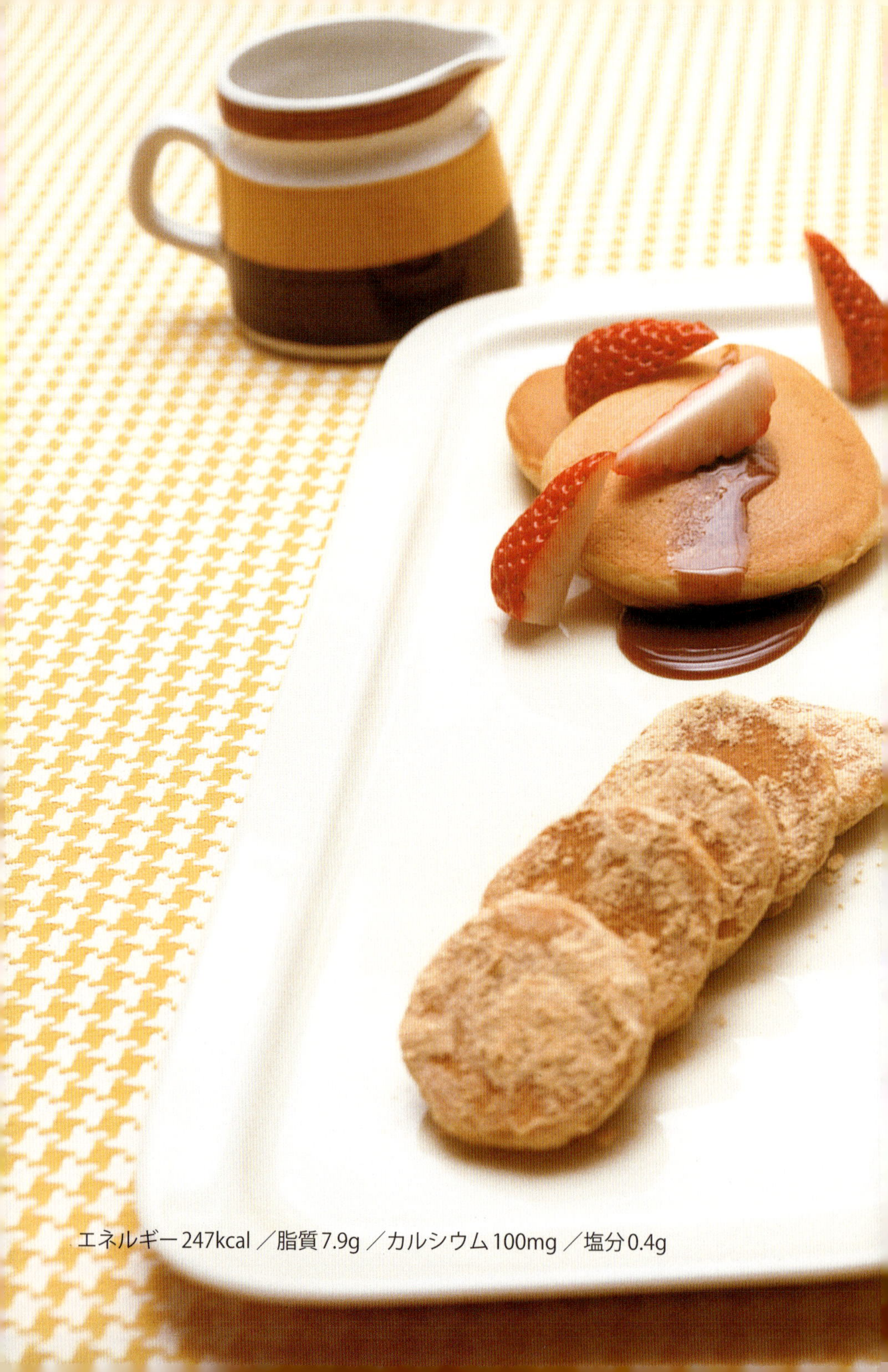

エネルギー247kcal ／脂質7.9g ／カルシウム100mg ／塩分0.4g

●きな粉パンケーキ

材料（４〜６人分）

小麦粉　…100g
きな粉　…40g
ベーキングパウダー　…小さじ１½
塩　…少々
砂糖　…30g
卵　…２個
牛乳　…100cc
サラダ油　…小さじ２
きな粉　…適量
はちみつ　…適量
いちご　…適量
黒蜜　…適量

作り方

1. 小麦粉、きな粉、ベーキングパウダー、塩は一緒にふるっておく。
2. ボウルに卵と砂糖を入れ混ぜ合わせる。牛乳とサラダ油を加えて混ぜ、①を混ぜ合わせる。
3. フライパンに油（分量外）を熱し、弱火にして②の生地を流し、表面がきつね色になるように焼く。
4. 小さく焼いたパンケーキに、はちみつをつけて、きな粉をまぶす。大きめのパンケーキには、いちごと黒蜜を盛りつける。

きな粉は大豆を焙煎して粉にしたものです。そのため、大豆の性質をほぼそのまま備えています。安倍川もちに利用するだけでなく、もっといろいろな料理に応用したいものです。

3. 魚を使ったレシピ

食生活の欧米化によって「魚ばなれ」がすすみ、日本人はかつてほど、魚を食べなくなりました。しかし、抗がん作用が期待されているオメガ3脂肪酸を欠乏させないためには、魚料理をもっと食卓にのせたいところです。魚には虚血性疾患を予防する効果も報告されています。

エネルギー247kcal／脂質17.3g／カルシウム29mg／塩分1.2g

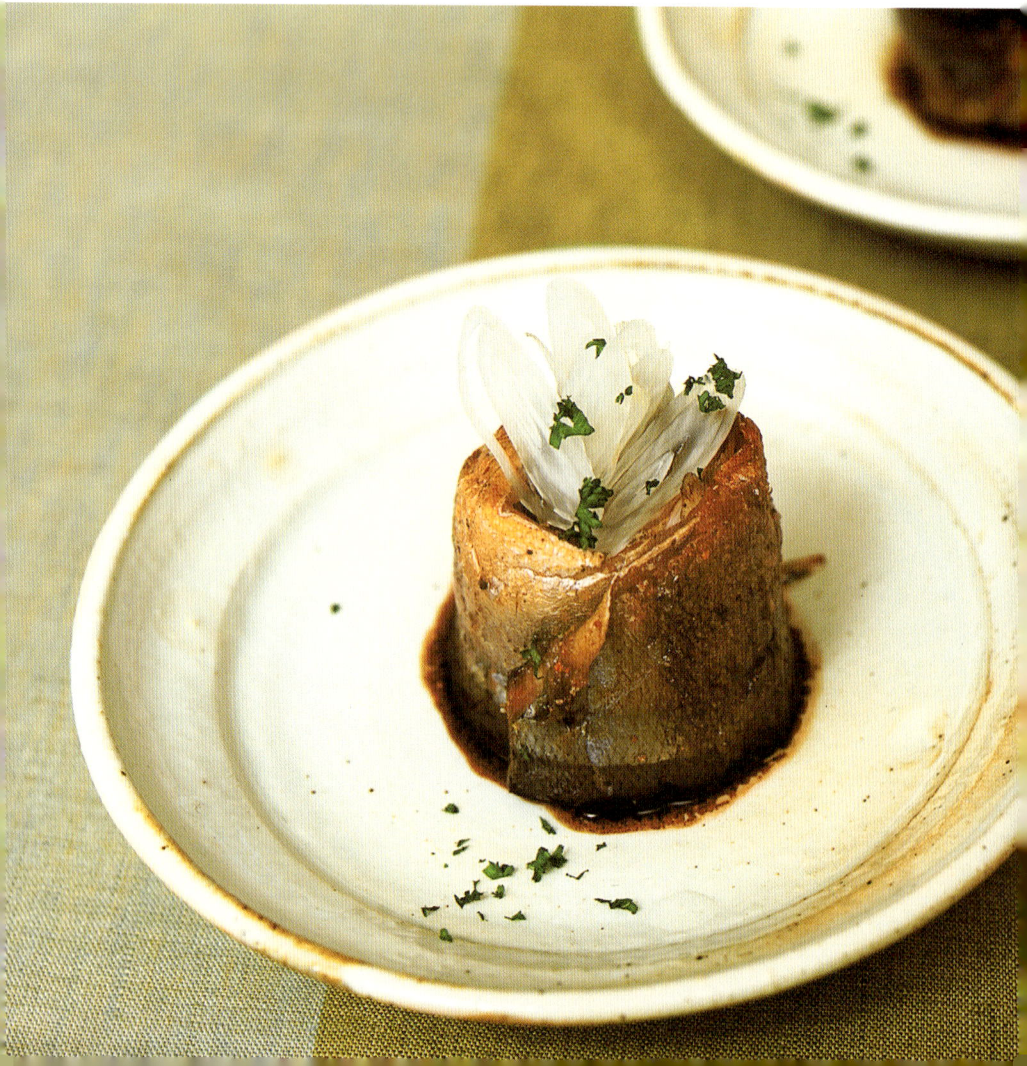

さんまのらっきょうロール

材料（４人分）

さんま　…２尾
らっきょう　…80g
陳皮（粉末）　…小さじ２
塩、こしょう　…少々
　バルサミコビネガー　…大さじ６
　塩　…小さじ½
パセリのみじん切り　…適量

作り方

❶らっきょうは斜め薄切りにし、さんまは三枚におろす。
❷さんまに塩、こしょうをして、陳皮、半量のらっきょうを散らし、尾のほうから巻いて楊枝で止める。
❸フライパンを熱し、サラダ油（分量外）を敷き、さんまの表面に焼き色をつけてから、200℃のオーブンで火がとおるまで、約５～８分焼き上げる。
❹鍋にバルサミコビネガーと塩を入れ、軽くとろみがつくまで煮詰める。
❺③を皿に盛り、④をかけ、残りのらっきょうをのせ、パセリを散らす。

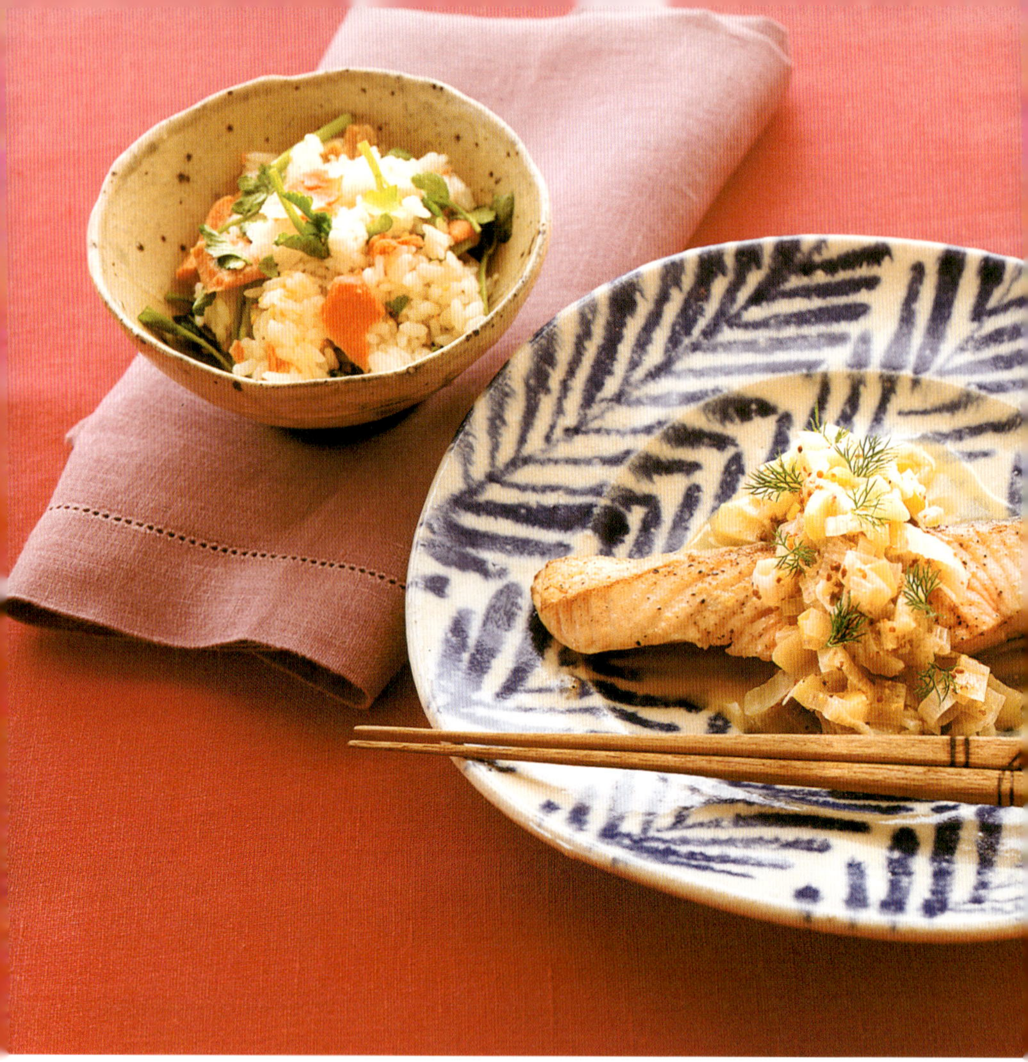

さけとせりの混ぜご飯

材料（4～5人分）

さけ（甘塩）　…4切れ
せり　…1束
ご飯　…2合
白ごま　…大さじ2
ごま油　…少々

作り方

1. さけは焼き、ほぐしておく。せりは3 cm幅に切る。
2. ご飯に①のさけ、せりを混ぜ、白ごま、ごま油を混ぜ合わせ、器に盛る。

エネルギー421kcal ／脂質12.3g ／カルシウム71mg ／塩分1.4g

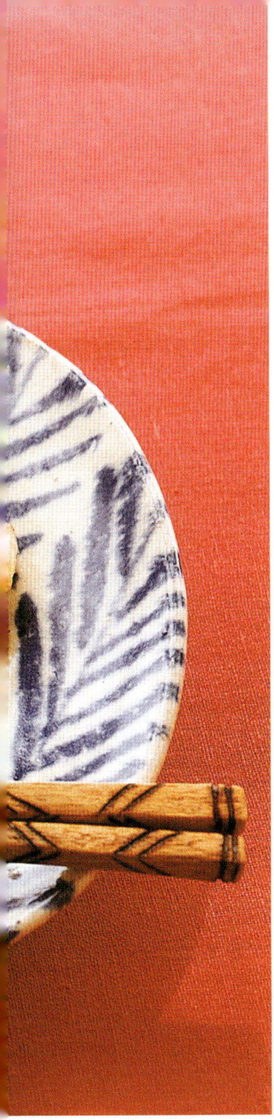

サーモンの長ねぎマスタードソース

材料（２人分）

生さけ　…２切れ
サラダ油　…大さじ１
塩、こしょう　…少々
［ソース］
長ねぎ　…２本
白ワイン　…150cc
粒マスタード　…大さじ１½
エキストラバージンオリーブオイル　…小さじ２
塩、こしょう　…適量
ディル（ハーブの一種）　…適量

作り方

❶さけは両面に塩、こしょうをして、サラダ油を熱したフライパンで両面を色よく焼く。
❷長ねぎは縦半分に切ってから５mm幅の小口切りにする。
❸鍋にオリーブオイルを熱し、②の長ねぎをしんなりするまで炒め、ワインを注ぎ弱火で半量になるまで煮詰めて、塩、こしょうで味を調える。火から下ろし粒マスタードを入れて混ぜる。
❹皿に①をのせ、③をかけて、ディルを飾る。

エネルギー361kcal
脂質18.6g
カルシウム72mg
塩分2.2g

●ぶりの黒酢ソース

材料（４人分）

ぶり　…４切れ
塩　…少々
サラダ油　…大さじ½
いんげん　…適量
［ソース］
黒酢　…大さじ４
はちみつ　…大さじ１⅓
八角　…１かけ（突起１つ分）
塩　…少々

作り方

1. ぶりに塩をふる。ソースの材料を合わせておく。
2. フライパンに油を敷いて熱し、①のぶりを軽く焼く。
3. ぶりの余分な脂をペーパータオルなどでふき取り、②にソースの材料を加え、ひと煮立ちさせてぶりとからめる。
4. ぶりを皿に盛り、ソースをかける。
5. いんげんを塩ゆでして、④に添える。

エネルギー307kcal ／脂質19.2g ／カルシウム30mg ／塩分1.2g

八角とは、８個の突起がある星形をしているスパイスで、陳皮《ちんぴ》などとともに「五香粉《ウーシャンフェン》」として用いられます。独特の香りがあり、魚や肉の臭みを消してくれますが、胃腸の働きを助ける効果もあると言われています。

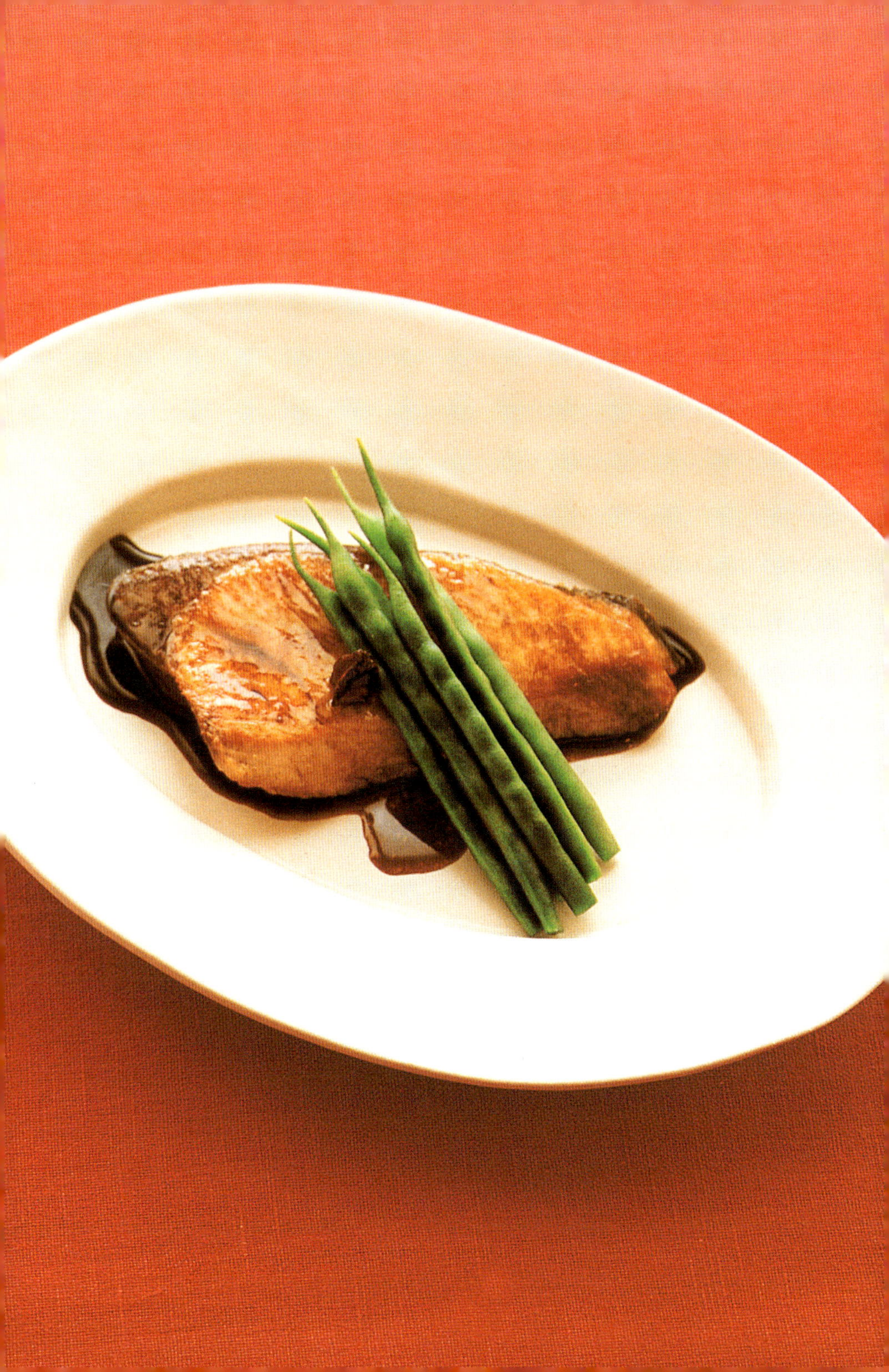

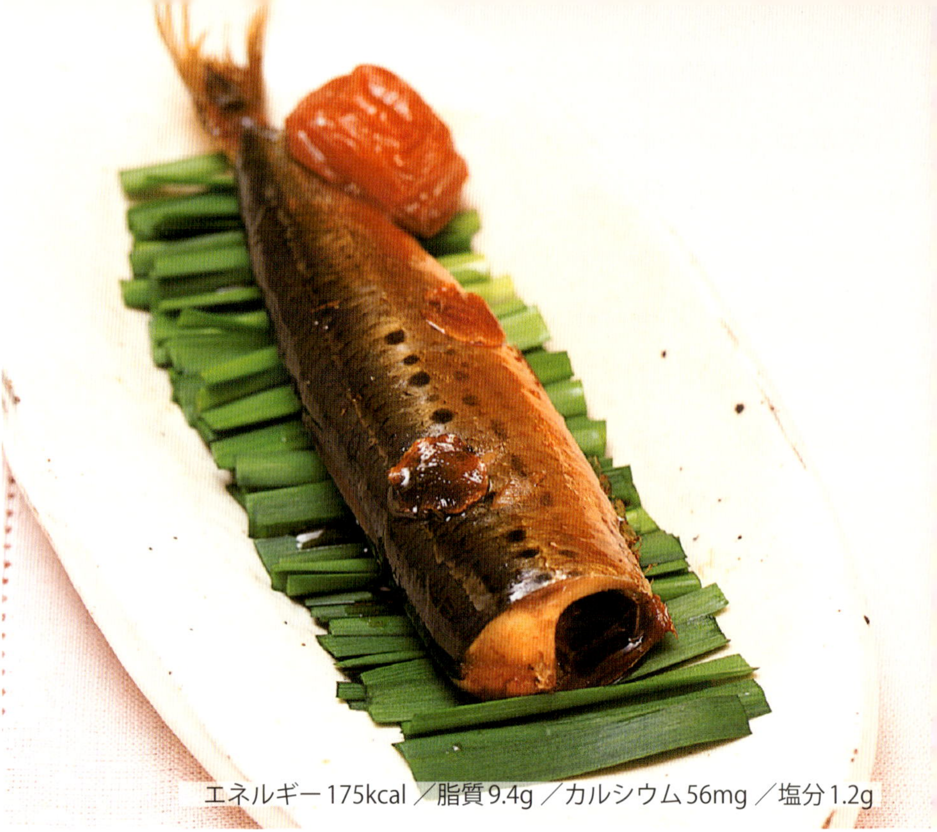

エネルギー175kcal／脂質9.4g／カルシウム56mg／塩分1.2g

いわしの梅煮

材料（４人分）

いわし　…４尾

［煮汁］

梅干し　…２個
しょうが　…１かけ
砂糖　…大さじ１⅔
しょうゆ　…大さじ１⅔
酒　…100cc

にら　…⅓束

作り方

❶いわしは、頭と内臓を取って水洗いし、水気をふき取る。

❷鍋に、煮汁の材料を入れて煮立たせ、いわしを入れ、落とし蓋をして弱火で煮る。

❸にらは食べやすい長さに切り、器に敷く。

❹いわしに火がとおったら、③の上に盛る。

胃が荒れていると感じるときは、にらに火をとおしたほうがよいでしょう。そうでないときは生でも大丈夫です。いわしをにらとともに召しあがってください。

●いわしのトマトグラタン

材料（4人分）

いわし　…6尾
塩、こしょう　…少々
エキストラバージンオリーブオイル
　…大さじ1
パン粉（軽く炒っておく）
　…½カップ
パセリのみじん切り　…大さじ1
にんにくのみじん切り　…大さじ1
［トマトソース］
　玉ねぎ　…1個
　にんにく　…1かけ
　トマトのホール缶　…1個（245g）
　オリーブオイル　…大さじ2

作り方

❶トマトソースをつくる。玉ねぎ、にんにくはともにみじん切りにする。鍋にオリーブオイル、にんにくのみじん切りを入れ弱火にかける。にんにくの香りが出てきたら玉ねぎのみじん切りを加えて炒める。ホールトマトを加え煮込む。
❷いわしは三枚におろし、水気をふき取る。
❸パン粉、パセリとにんにくのみじん切り、オリーブオイルを混ぜ合わせる。
❹グラタン皿にオリーブオイルをぬり、③を⅓量敷き、いわしを並べ、塩、こしょうをしてトマトソースをかける。これを繰り返し、最後にのこりの③をふる。
❺180℃のオーブンで焼く（15～20分）。

エネルギー360kcal ／脂質23.7g ／カルシウム92mg ／塩分1.1g

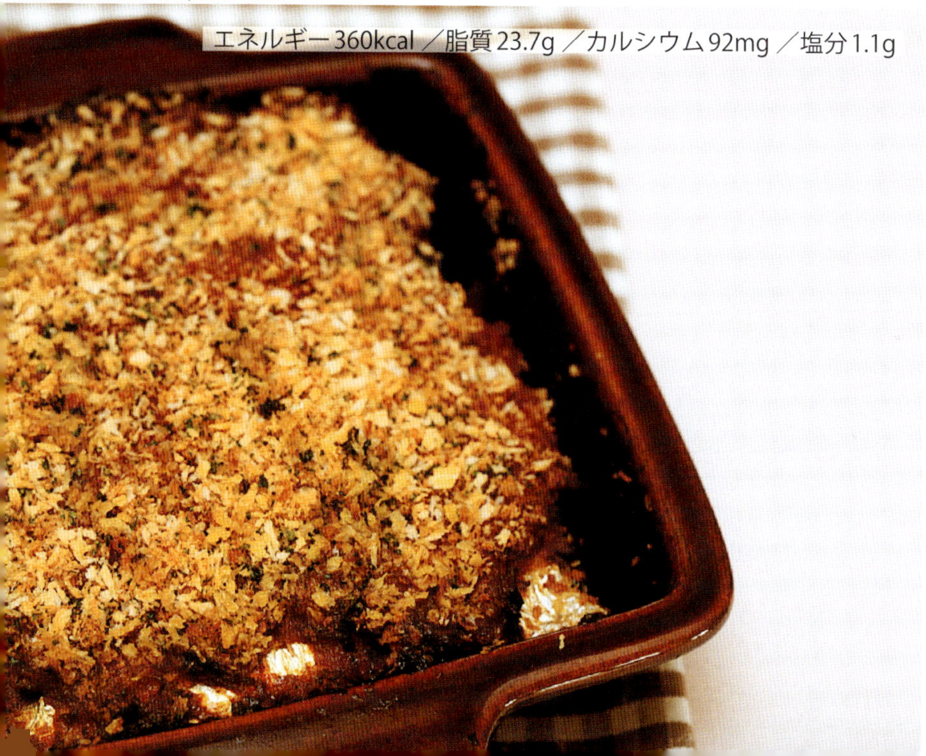

まぐろとしゅんぎくのサラダ

材料（２人分）

まぐろの赤身　…100g
しゅんぎく　…½束
丸いも　…１個
長ねぎ　…10cm
しょうゆ　…小さじ½
ドレッシング
　しょうゆ　…大さじ１
　ごま油　…大さじ１

作り方

❶まぐろは５mm幅に切り、しょうゆ（分量外）に漬ける。長ねぎは斜め薄切りにして水にさらし、水気をきる。しゅんぎくは葉をちぎって水にさらし、水気をきる。丸いもは皮をむき、薄い輪切りにする。
❷ボウルにドレッシングの材料を入れ合わせる。
❸器にまぐろ、しゅんぎくの葉、丸いも、長ねぎをのせ、ドレッシングをかける。

乳がんの治療中は、免疫力が低下しがちなので、生ものを避ける必要がありますが、治療が終わって気力・体力とも充実してきたら、まぐろやしゅんぎくなどは生でもいただきたいもの。しゅんぎくは胃腸の働きを助けます。ただし新鮮なものを買い求めてください。

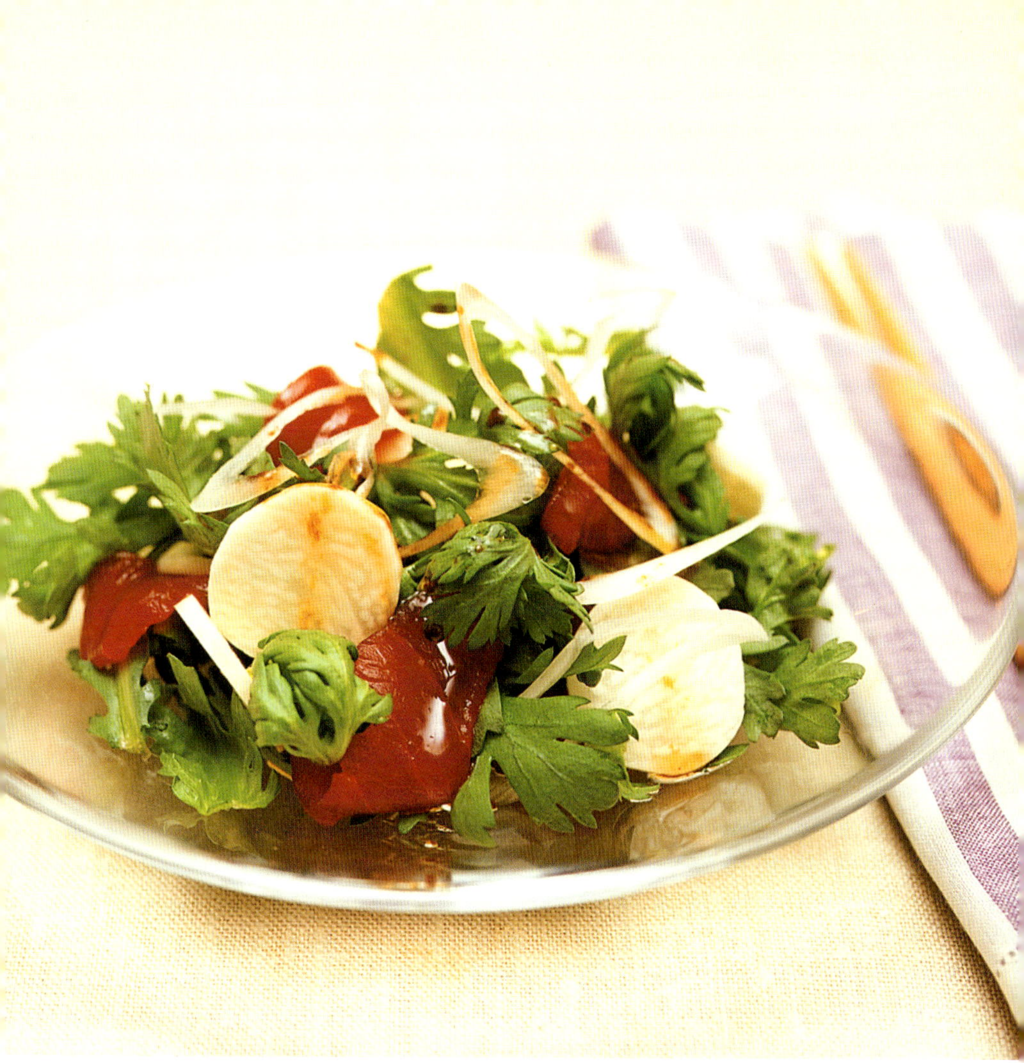

エネルギー240kcal ／脂質7.2g ／カルシウム99mg ／塩分1.6g

さばのおろし煮

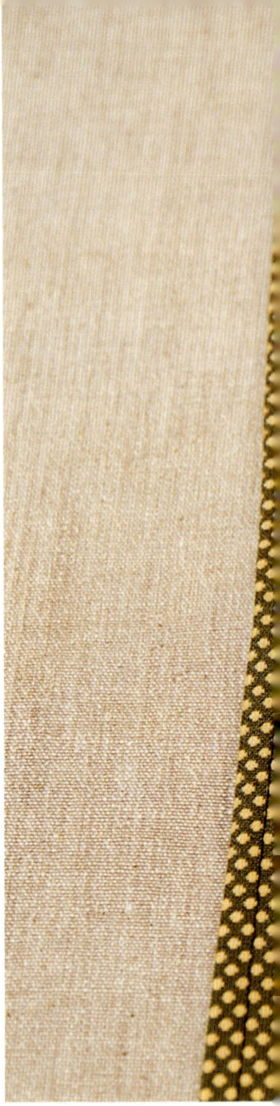

材料（２人分）

さば　…２切れ
長ねぎ　…１本
塩　…少々
片栗粉　…大さじ２
サラダ油　…適量
［煮汁］
だし汁　…１½カップ
酒　…100cc
砂糖　…大さじ１
みりん　…大さじ１
塩　…小さじ½
薄口しょうゆ　…大さじ２
大根おろし（水気をきったもの）　…200cc

作り方

❶鍋に煮汁の調味料を入れ、沸騰させる。
❷さばは皮に切れ目を入れ、塩をふり、片栗粉をつけて多めの油で焼く。
❸長ねぎは４cm幅に切り、網で焼く。
❹さばの油をきり、①の鍋にさば、長ねぎを入れて軽く煮る。最後に大根おろしを加える。

◆**青魚**

青魚とは、文字通り背の青い魚で、さんま、あじ、いわし、さば、ぶり、さけ、まぐろもこの仲間です。春から初夏にかけてが旬のあじ、いわし、まぐろ、秋から初冬にかけてが旬のさんま、さば、冬から初春が旬のぶり、というように一年中出回っています。（写真はいわし）

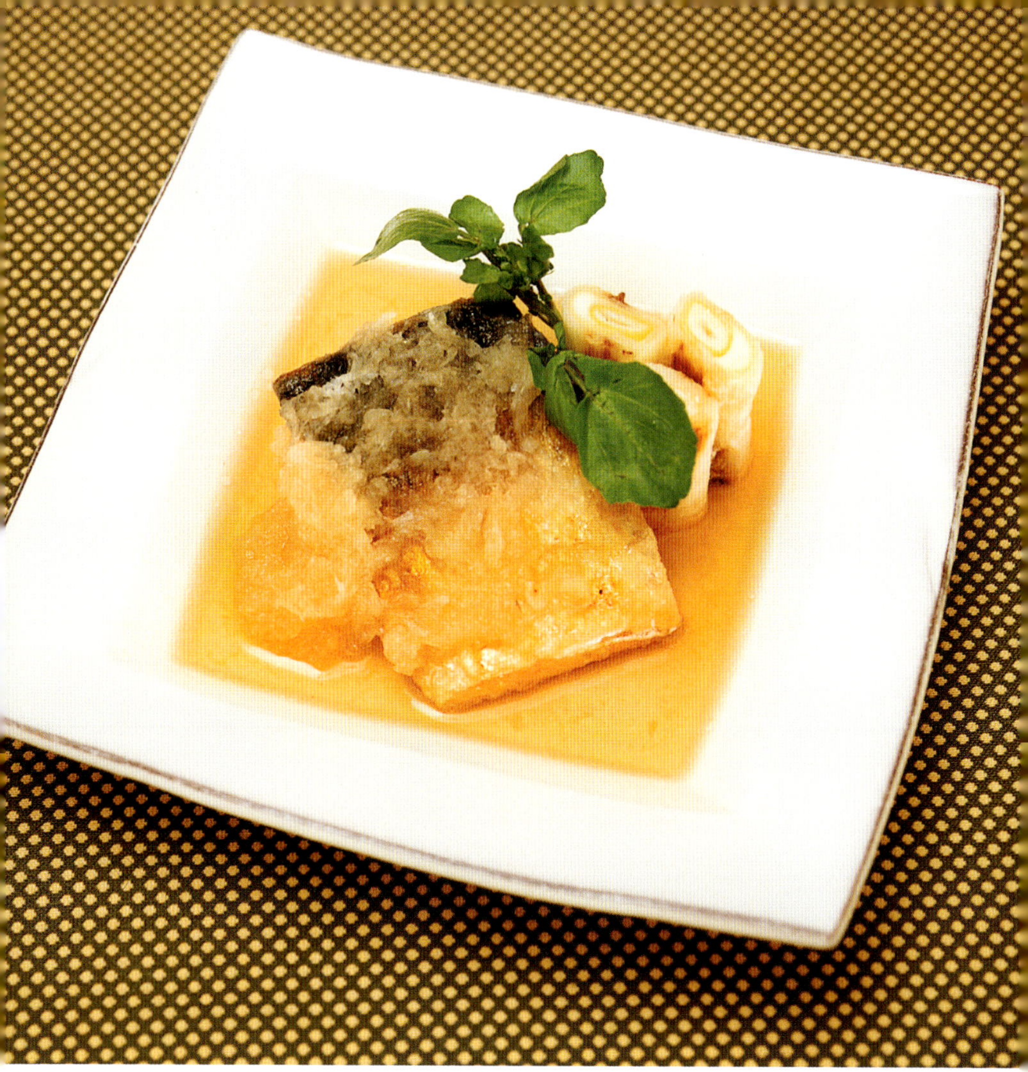

エネルギー342kcal ／脂質16.3g ／カルシウム50mg ／塩分2.6g

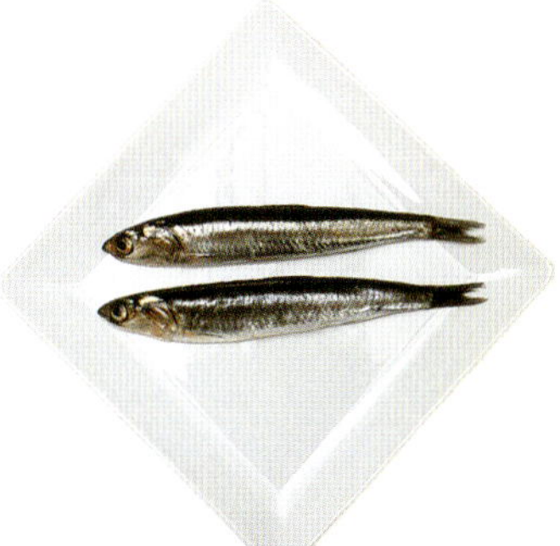

おいしくつくって、楽しく食べる
パーティーのためのレシピ

がんと診断されたら、仕事や生活、治療や予後のことが気になって、精神的に落ち込んだり、不安定になったりするでしょう。そういうときこそ、おいしい料理をたくさんつくって、家族や友人たちと楽しく食べると、元気が出てきます。かたくるしいパーティーメニューではなく、気軽にできて、楽しく食べられるレシピを紹介しましょう。レシピは 88 ～ 89 頁。

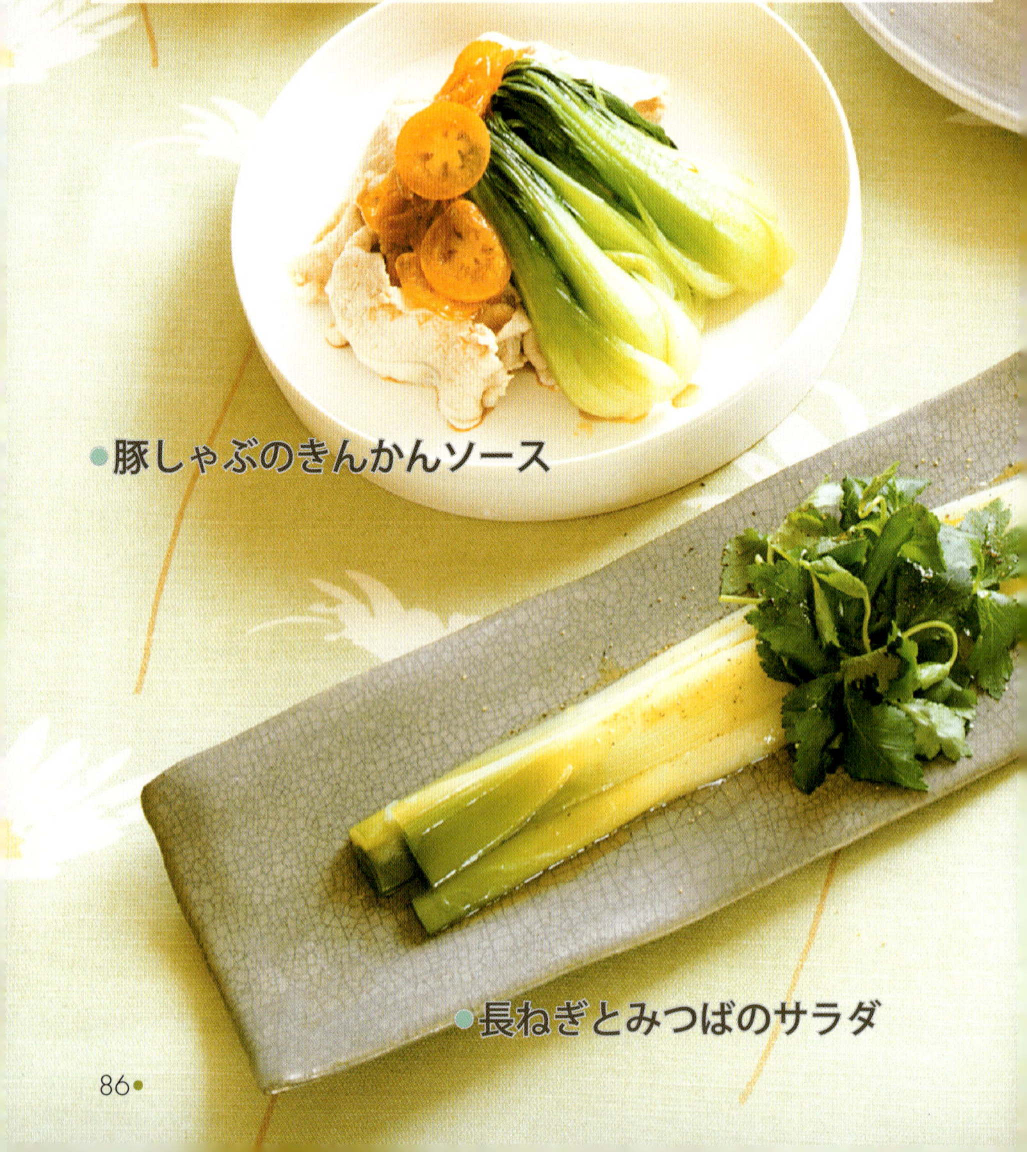

●豚しゃぶのきんかんソース

●長ねぎとみつばのサラダ

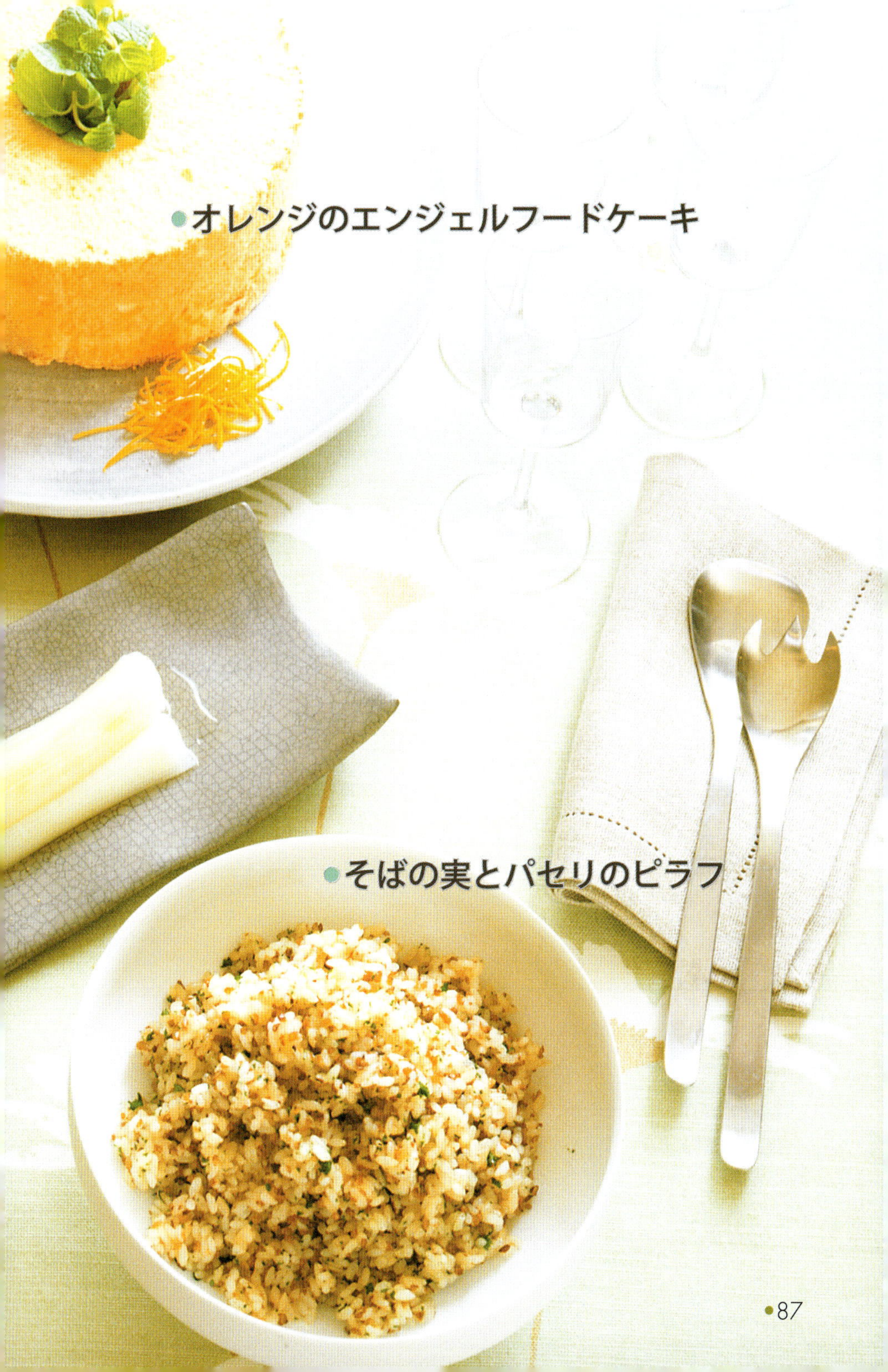
オレンジのエンジェルフードケーキ
そばの実とパセリのピラフ

豚しゃぶのきんかんソース

材料（4～5人分）

豚肉しゃぶしゃぶ用　…200g
チンゲンサイ　…２株
［きんかんソース］
酢　…大さじ１
砂糖　…大さじ１
しょうゆ　…大さじ１⅓
ごま油　…小さじ２
きんかん　…２個

作り方

1. 沸騰した湯で豚肉をゆで、冷水に取り水気をきる。
2. チンゲンサイは縦に４つ割りにして、さっとゆでる。
3. きんかんソースの材料を上から順に混ぜる。きんかんをスライスして加える。
4. 皿に豚しゃぶ、チンゲンサイを盛り③のきんかんソースをかける。

エネルギー150kcal
脂質10.7g
カルシウム54mg
塩分0.7g

長ねぎとみつばのサラダ

材料（４人分）

長ねぎ　…３本
みつば　…⅓袋
水　…50cc
塩　…少々
［水溶き片栗粉］
片栗粉　…小さじ１
水　…小さじ１
エキストラバージンオリーブオイル
…小さじ１
黒こしょう　…適量

作り方

1. フライパンに長ねぎ、水、塩を入れ、蓋をして火にかける。沸騰したら、中火で４分煮る。
2. ①の長ねぎを皿に盛り、煮汁に水溶き片栗粉を入れてとろみをつけ、黒こしょう、オリーブオイルを加えて混ぜ合わせ、長ねぎにかける。みつばを添える。

エネルギー29kcal
脂質1.1g
カルシウム22mg
塩分0.8g

●オレンジのエンジェルフードケーキ

材料（直径20cmのシフォン型1台分）

卵白　…6個分
塩　…少々
レモン汁　…小さじ2
粒子の細かいグラニュー糖　…70g
オレンジの皮のすりおろし
　…小さじ1½
薄力粉　…100g
粒子の細かいグラニュー糖　…100〜120g

作り方

1 ボウルに卵白と塩を入れ、泡立てる。グラニュー糖70gを少しずつ加え、さらにしっかり泡立てる。
2 ①にレモン汁を加え、しっかり角が立つまで泡立てる。
3 ②にオレンジの皮を加えて混ぜ合わせ、一緒にふるった薄力粉とグラニュー糖120gを加え、さっくりと混ぜ合わせる。
4 シフォン型に③の生地を流し入れ、180℃のオーブンで約20〜30分焼く。

エネルギー140kcal
脂質0.2g
カルシウム5mg
塩分0.2g
（⅛切れ分）

●そばの実とパセリのピラフ

材料（4〜5人分）

そばの実　…大さじ2
米　…2合
水　…380cc
塩　…小さじ⅛
エキストラバージンオリーブオイル
　…大さじ1
パセリのみじん切り　…大さじ2

作り方

1 鍋にオリーブオイルを熱し、米を炒める。半透明になってきたら、そばの実と水を加え、蓋をする。沸騰したら、弱火にして12分炊く。
2 ①が炊きあがったら、塩で味を調え、パセリのみじん切りを混ぜ、器に盛る。

エネルギー265kcal
脂質3.1g
カルシウム7mg
塩分0.2g

センチュリーハイアット東京
総料理長
山岡洋さんからのメッセージ

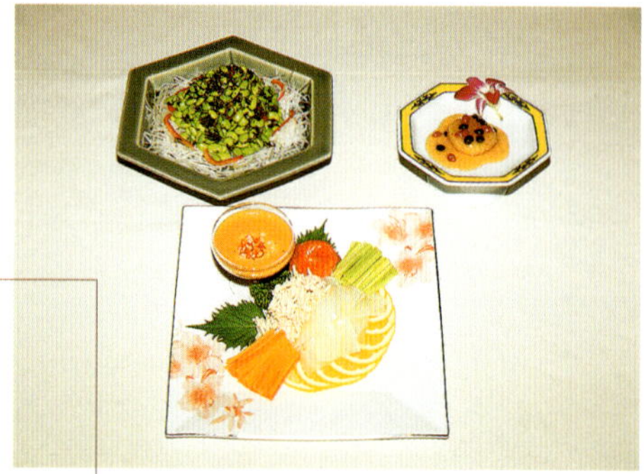

見た目も鮮やかな、山岡総料理長自慢の野菜をベースにした３品。

・清宮茯芬餅《チングゥブゥリンピン》（山芋の揚げ餅　朝鮮人参と蜂蜜のソースがけ）＝右上
ソースは、中国の代表的な５つの薬草「五味子」を２時間蒸してつくります。

・生鶏絲拉皮《スンチースーラービー》（鶏ささみの細切りと粉皮の盛り合わせ、四川風ゴマみそソース添え）＝下
野菜と緑豆から作った粉皮を、旨味たっぷりのみそソースでいただきます。

・雪菜毛豆《シュエツァイモゥドゥ》（カラシナと枝豆の和えもの）＝左上
ピリッとした辛みが、食欲をそそります。

食事は「口福《こうふく》」。幸せのみなもと

「口福」と書いて「こうふく」と読みます。食事を通して健康を維持・増進させ、幸せになることを、私たちはこう呼んでいます。この言葉のなかに「食事」の、本来あるべき姿が凝縮されていると思うのです。

世の中はグルメブームといわれて久しく、私たちは一見、食べものにめぐまれた時代を生きているようにみえます。しかし、食べものの摂りすぎや内容の偏りのために健康を損なう例も、たくさん目にします。それでは元も子もありません。

食べものには本来、病気とたたかい、さまざまな有害物質を取り除く働きがあります。また、おいしく楽しく食べることは生きる喜びそのものであり、それを生み出す食事づくりは最もやりがいのある営みといえましょう。

日々、おいしい食事を楽しくつくって、楽しく食べ、心も体もますます健康になっていただきたいと願っています。

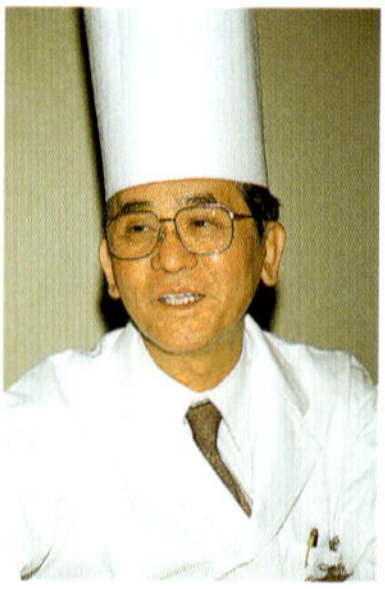

山岡洋さん
1942年横浜生まれ。センチュリーハイアット東京・中国料理「翡翠宮」の２代目料理長を務める（現在は総料理長）。薬膳料理を研究し、体にやさしく、おいしい中国料理を提供している。乳がんとニュートリション研究会のメンバーでもある。

中国料理「翡翠宮（ひすいきゅう）」（東京・新宿、センチュリーハイアット東京）
中国の宮廷料理の伝統を受け継ぎ、「薬膳」を取り入れたメニューを提供している。オリジナルの葯養十《ヤオヤンシイ》全湯《チェヌタン》（スープ）は10種類の薬草等を使用したもので、栄養と薬効、旨味がある（要予約）。
TEL：03-3349-0111　http://www.centuryhyatt.co.jp/

第2部
乳がんとともに生きるための食事・栄養

聖マリアンナ医科大学　乳腺・内分泌外科教授
●福田　護

「乳がんと食事・栄養」の3つのポイント

「自分に合った食事・栄養を知って、おいしく食べたい」と考える乳がんの患者さんが少なくありません。でも、日本では、「乳がんのための食事・栄養指導」に関して科学的根拠があるデータは十分ではなく、まだまだ発展過程といってよいでしょう。

ここでは、がん患者へのニュートリション・カウンセリング（食事・栄養学的な指導やアドバイス）の先進国である米国の取り組みと、日本でスタートしたニュートリション・サポートの活動をベースに、「身体・精神の両面から、がんと共存する力を支える食事・栄養」に焦点をあてました。さらに、食を楽しむという視点も取り入れ、日常の中で役立つ乳がんと食事・栄養の知識・情報をまとめました。

最初に、乳がんと食事・栄養を考えるうえで、心に留めておきたいポイントを紹介しましょう。

1 予防、治療中、予後……ステージと食事・栄養

「大豆イソフラボンは、乳がんの発症予防に効果がある」とよくいわれますが、それは必ずしも治療中に適しているとはいえません。ホルモン療法を行っているときは、むしろ摂取しないほうがよいのです（94頁参照）。

治療中の食事は、ホルモン療法、抗がん剤療法（化学療法）、放射線療法など、治療の種類によって違いがあります。また、用いる薬によって副作用が異なるので、それぞれの症状によって適した食事が変わってきます。さらに、抗がん剤の場合は、投与した直後と1週間後で体の状態が違うので、治療の時期によって食事内容を考え

る必要があります。

治療後に関しても、経過観察のとき、再発と向き合うときなど、ステージによって食事・栄養との関係性が異なってきます。

要するに、乳がんと食事・栄養については、予防・治療中・予後といったステージに合わせて、がんの病態や身体の状況をふまえながら考えることが大事なのです。

2 がんは全身疾患であることを理解する

これまでがんは、「局所の疾患であり、手術をして取り除ければ完治する」と考えられていました。ところが、見かけ上は治っているようでも、身体のどこかに潜んでいる確率が高いのです。つまり、「がんは全身疾患である」と考える必要があります。ただし、がんにはさまざまな種類があり、その人の個別性もあり、すべてのがんを一緒にして全身疾患と断定することはできません。どこかに「がんが潜んでいる可能性がある」と考えたほうがよいということです。

その潜んでいるがん細胞の成長を少しでも遅らせることができれば、がんが内在していても健康でQOL（Quality of Life＝生活の質）の高い生活をすることが可能になります。そのためには、がん細胞にとってはわるい環境、私たちの身体にとってはよい環境をつくること、つまり食事・栄養が大切となります。

3 食事は最高のセルフケア

食事・栄養は、心身ともに元気のもとをつくる大事な要素です。身体面では、発がんの予防、治療効果をサポートする、副作用のケアという効果があります。精神面では、主体的に楽しみながらできるため、気持ちを前向きにしてくれるメリットがあります。

さらに、食事は、人とつながることや自己実現感など、QOLという視点からもプラス効果があり、がんとともに生きることへの意欲をもたらしてくれます。

自分でできる最高の治療は、「おいしく楽しく食べる」こと。このことを基本に、自分に合った食事・栄養を考えましょう。

1. 治療法や症状に合わせて上手に食を選ぶ

乳がんの治療法は外科療法を除けば、大きく分けてホルモン療法、抗がん剤療法（化学療法）、放射線療法があります。それぞれの治療の概要と、治療によって起きやすい症状、そして食事・栄養のポイントを紹介しましょう。

ホルモン療法を受けているとき

大豆イソフラボンに注意

ホルモン療法は、エストロゲン（女性ホルモンの中の卵胞ホルモン。主に卵巣でつくられる）によってがん細胞が増殖する乳がん（エストロゲン依存性乳がん）の人を対象に、体内のエストロゲン量を減らしたり、エストロゲンが乳がんに作用するのを抑制することを目的に行われます。

そのため、エストロゲン受容体が陽性の乳がんに対して、エストロゲンを含有していたり、エストロゲン作用をもっていたりする食事や栄養は、適していません。代表的な食材としては、大豆製品があげられます。大豆製品に含まれる「大豆イソフラボン」には、抗エストロゲン作用とエストロゲン作用の二面性があり、体内のエストロゲン量が低下した人が摂取するとエストロゲン作用が働く可能性が高くなります（106頁参照）。つまり、ホルモン療法でエストロゲン量が少なくなっている人が大豆イソフラボンを摂ると、エストロゲン作用によってがん細胞の増殖を刺激しかねないのです。

そのため、濃縮された大豆イソフラボンを含有するサプリメントの使用や、大豆製品の過剰摂取は避ける必要があります。ただし、大豆製品には、良質のたんぱく質

乳がんのホルモン療法

ホルモン療法は、女性ホルモンの働きを抑える治療法です。かつては手術をして卵巣を切除する外科的なホルモン療法が行われましたが、現在の主流は投薬による内科的ホルモン療法です。女性の乳房の発達には、エストロゲン（卵胞ホルモン）という女性ホルモンが関わっています。そのため、乳房にできる乳がんは、エストロゲンの影響を強く受けます。

エストロゲンが作用するためには、細胞にエストロゲン受容体（エストロゲン・レセプター）というたんぱくが必要です。エストロゲンを鍵とすると、エストロゲン受容体は鍵穴にたとえられます。鍵穴のエストロゲン受容体に鍵であるエストロゲンが入ると、細胞を増やすスイッチの１つが作動します。このスイッチがたくさん作動するほうが細胞の増え方が速いことが知られています。

つまり、エストロゲン受容体をたくさん持っている細胞のほうが、よりエストロゲンに反応し、エストロゲン受容体を持たない場合は、エストロゲンとは無関係に細胞が増えます。

この鍵穴をふさいだり、鍵の数を少なくするのがホルモン療法です。鍵穴をたくさん持っている細胞は、それがふさがれるので細胞を増やすスイッチが入らなくなり、細胞は増えず、がんは小さくなっていきます。

つまり、鍵穴であるエストロゲン受容体の量によって、ホルモン療法の効き方が違います。がん細胞の鍵穴の量を調べるために、がん細胞のエストロゲン受容体やプロゲステロン受容体の存在や量を調べます。乳がん患者さんの約65%が、少なくともこのどちらかの受容体が一定以上存在します。

陽性の場合、患者さんの月経の状態によって次のように製剤を調整します。

①閉経前の人を対象としたホルモン療法

卵巣が働かないように作用して、鍵のエストロゲンの量を劇的に減らす「LH-RHアゴニスト製剤」、鍵穴をふさぐ「抗エストロゲン剤（エストロゲンががん細胞にくっついて増殖する作用をブロックする製剤）」、脳下垂体を経由してエストロゲンの量を減らしたり、エストロゲンを働きにくくする黄体ホルモンの「プロゲステロン製剤」が用いられます。

②閉経後の人を対象としたホルモン療法

脂肪組織や乳がん組織でエストロゲンを作らなくする「アロマターゼ阻害剤」、抗エストロゲン剤、プロゲステロン製剤が用いられます。

なお、手術後のホルモン療法は、約５年間という長期で行われます。

やビタミン類が含まれていますから、食事として適量を摂るのは問題ありません。

漢方薬を用いる場合も、「女性ホルモンを促進する」など、エストロゲンに関わる作用があるものは避けたほうがよいでしょう。

更年期様の症状が起きやすい

LH-RHアゴニスト製剤を用いたホルモン療法は、卵巣からエストロゲンが分泌されるのを抑制します。そのため月経が止まり、女性ホルモンの環境が閉経後と同じ状況になって更年期症状が出やすくなります。また、更年期の女性にアロマターゼ阻害剤を用いると、更年期で少なくなっているエストロゲンの量がさらに少なくなります。

このように、閉経前の女性がLH-RHアゴニスト製剤を用いたり、閉経後の女性がアロマターゼ阻害剤を用いた場合、同年齢の女性より骨粗鬆症になりやすくなります。そこで、カルシウムやカルシウムの吸収を助けるビタミンDを摂取し、過度の飲酒や喫煙などのカルシウムの吸収を阻害する行為を控えること、積極的に運動するなどを心がけるとよいでしょう。

なお、カルシウムは、食事から摂るのが一番ですが、サプリメントでも適量なら問題はありません。ただし、「おいしい濃厚な牛乳から…」と牛乳に偏ると脂肪の摂取量が多くなりますから、食材を選んでバランスよく摂ることをおすすめします。

抗がん剤を使ったとき

抗がん剤療法を受けているときは、抗がん剤の効果が最大限に活かせて、なおかつ抗がん剤の副作用を最も少なくすることが大事です。その視点から、治療効果を妨げない食事・栄養、副作用の症状に対応した身体にやさしい食事のポイントを紹介しましょう。

治療効果を妨げない

抗がん剤の中には、がん細胞に酸化障害を与えることで効果を発揮するものがあります。そのため、抗酸化作用のあるサプリメントや食品は避けたほうがよいでしょう。ただ、抗酸化ビタミン（β-カロテン、ビタミンC、ビタミンEなど）は、がんの発生要因である活性酸素に対抗する働きを持ちますから、がん予防には有効です。摂取するなら、抗がん剤を投与した直後ではなく、1週間ほどして抗がん剤の作用から身体が解放される頃に、基準量を超えないように摂取しましょう。

なお、抗がん剤を投与した直後は、体力が落ち、家族の食事を考えることもつらくなる場合があります。

そこで、抗がん剤療法を受ける前日に、数日分の買い物をして作り置きなどをするのもひとつの方法です。

代表的な抗がん剤と副作用

抗がん剤療法は、1種類だけの単剤投与と何種類かを組み合わせた併用投与があり、多剤併用のケースが多くなっています。薬剤によって経口投与（飲み薬）と静脈注射があり、用いるサイクル（3週間に1回など投与方法）も異なりますが、手術前や手術後に使用する場合、通常は4～6カ月間、継続して行われます。

以下は代表的な抗がん剤で、しばしば頭文字で示されます。

・アドリアマイシン（がん細胞の増殖を抑える）⇒A
・シクロホスファミド（がん細胞のDNAを壊す）⇒C
・5-フルオロウラシル（がん細胞が作られる過程を阻害する）⇒F
・メソトレキセート（がん細胞が作られる過程を阻害する）⇒M
・タキサン（タキソール）（がん細胞の細胞分裂を抑制する）⇒T

多剤併用療法では、「CMF療法」「AC療法」「FAC療法」などと表現されますが、それは上記の頭文字の抗がん剤を組み合わせて投与することを意味しています。いま最もパワフルといわれているのは、アドリアマイシン系を基本とした組み合わせで、続いてタキサンを用いた治療、CMF療法の順といわれています。

これらの抗がん剤は、がん細胞だけでなく身体の多くの細胞にダメージを与えるため、副作用が起きてきます。主に生じやすい副作用として、「骨髄機能障害（白血球や血小板の減少）」、吐き気や食欲不振、便秘や下痢などの「消化器症状」、そのほか「肝機能障害」「心機能障害」「皮膚障害（手の皮がむけたり爪が黒くなる）」「粘膜障害（口内炎など）」「脱毛」などがあります。

副作用に対応する食事の摂り方

吐き気などの消化器症状がある場合は、においや刺激の強い食べ物は避けましょう。においの強いものは、温めるより冷やすほうが食べやすくなります。

粘膜障害が起こりやすくなりますから、口内炎ができたり、胃腸炎になったりします。脂っこいものや刺激の強いものは避けて消化吸収がよく、食べやすいものを選びましょう。

便秘や下痢の症状があるときは、食物繊維や乳酸菌を上手に活用しましょう。また、身体の防御機構の低下から食中毒にもかかりやすいので、生野菜は控えて温野菜を摂ることがおすすめです。

放射線療法を受けたとき

放射線療法は、抗がん剤と同様、がん細胞に酸化障害というダメージを与えることで効果を発揮します。そのため、抗酸化作用のあるサプリメントや食品は避けたほうがよいでしょう。ただし、抗がん剤のところで述べましたが（96～97頁参照）、抗酸化ビタミンなどの有効性もありますので、治療直後を避けて基準量を超えないように摂取すれば問題はありません。

元気が出る食事空間を

食事・栄養のポイントは、「楽しめて元気が出る食事」にするこ

乳がんの放射線療法

X線や電子線などの高エネルギーの放射線を患部に照射してがん細胞の成長・増殖を阻止する治療法です。乳がんの場合は、乳房温存術後、温存した乳房内にがんが再発するのを予防したり、骨や脳や皮膚・リンパ節の再発部の治療などを目的に、4～6週間継続して行われます。なお、乳房温存術後、放射線療法を受けなかった場合の局所再発率は約35％もありますが、放射線療法を受ければ10％以下にまで減少するという研究報告があります。

放射線療法の副作用には、白血球の減少、乗り物酔いのような症状、皮膚の黒ずみ、発赤、毛細管拡張などがありますが、以前に比べて軽度なものが多く、こうした副作用のために中止となることはあまりありません。

とです。放射線療法を受けた乳がん患者さんの声として、「なんとなく疲れる」「気が滅入る」があります。つらい副作用がなく、摂ってはいけない食べ物があるわけではないのですが、殺風景な検査室での連日の照射にストレスを感じるのでしょう。また、予後の不安があるのかもしれません。

そこで、好きな食べ物を思うままに味わう、料理づくりを楽しむ、団欒の場としての食空間を演出するなどのちょっとした工夫で心が元気になります。また、放射線療法で起きた炎症を抑え、身体の中からパワーが出るように、良質のたんぱく質やビタミン・ミネラル類など栄養バランスのとれた食事を摂ることもおすすめです。

治療後に配慮したいポイント

治療後は、再発を防いでQOLの高い生活を送ることをめざした食事・栄養が大事です。

予後の状態は、千差万別

治療後と一口にいっても、手術後の抗がん剤療法の終了後、ホルモン療法の終了後、最近では手術前に抗がん剤療法を行うこともあり、さまざまな場面があります。また、乳がんの種類や再発リスクの高低など、人によって多様です。

たとえば、エストロゲンによって影響を受ける「エストロゲン依存性乳がん」の場合、エストロゲンを摂取するとがん細胞の増殖を促進する恐れがあります。そのため、エストロゲンを抑制するホルモン療法を行うのですが、治療後も再発が懸念される人は、エストロゲン作用と抗エストロゲン作用という二面性をもつ大豆イソフラボンの摂取は控える必要があります（94、106頁参照）。一方、リンパ腺転移などがみられず、再発のリスクが低い場合、ホルモン療法が終われば、大豆イソフラボンを摂取しても問題はありません。

自分の状況を正しく知る

第一に、どのような乳がんで、どのような治療が終わったのか、再発のリスクがあるのかなど、自分の状況を正しく知ることが大事です。近年はインフォームド・コンセント（診療行為に関して十分

知っておきたい乳がんの知識

◆圧倒的多数は後天性

乳がんには、生後の遺伝子損傷による「散発性乳がん」と、親から子へと引き継がれる遺伝子異常によって生じる「家族性（遺伝性）乳がん」があります。日本での乳がんの95%は散発性乳がんで、たばこや紫外線、ストレス、放射線やウイルスなどによって後天的に遺伝子が傷つき、発がんしたと考えられています。

では、遺伝子損傷が起きてから、がんが誕生するまで、どのような仕組みになっているのでしょうか。がんのメカニズムをみてみましょう。

◆乳がんには3つの時代がある

がんとして自立する道のりは、大きく3つの時代に分かれます。最初に、放射線や紫外線、ウイルスなどのDNAを損傷する物質によって遺伝子が傷つき、がん化を起こす「イニシエーション」（開始期）の時代があります。この時期は、正常細胞の中に変化が起きて、少し変わった異

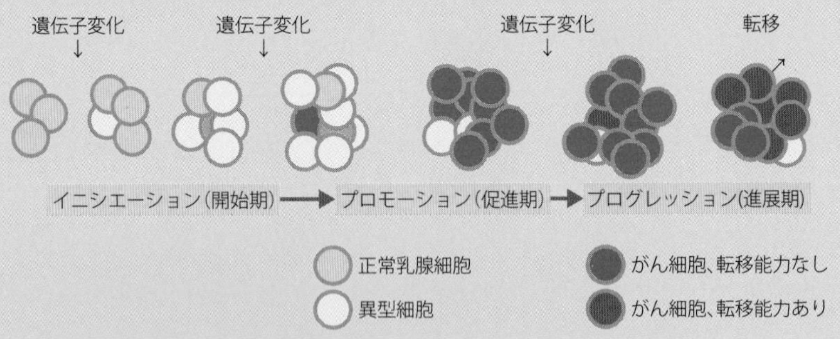

図1.がん細胞の増殖のプロセス

に説明を受け、患者と医師の合意で決定されること）や情報開示が進み、自分の医療情報を得ることは以前ほど難しくありません。

そのうえで、再び乳がんを発症させないで、健康な生活を送るための食事・栄養を心がけてください。考え方とポイントは、「予防におすすめの栄養・食品」（106頁）で紹介しますが、「活性酸素の働きを抑えて抗酸化力を高める食べ物を積極的に摂る」「乳がん

型細胞ができ、さらに異型細胞からがん細胞が芽生えます。

次は「プロモーション」(促進期)の時代で、がん細胞がかたまりをつくります。この時期はホルモンが影響し、とくにエストロゲンが大きく関与しているといわれています。

さらに、がん細胞は分裂して大きくなり、悪性化して全身疾患になる「プログレッション」(進展期)の時代を迎えます。がんが悪性化する速度には個人差があり、がんの成長を促進しやすい環境があると、全身疾患になるスピードが速くなります。

◆生涯、がんに気づかないことも

このような3つの時代をへて、正常細胞から転移能力のあるがん細胞になるまでには、10年、20年、30年とかかります。がん細胞の増殖や成長を遅らせれば、生涯、がんに気づかないこともあり得るのです。

そのためにも、食事や運動、適度な休養など、がんを抑制する因子を上手に活用することが大事です。

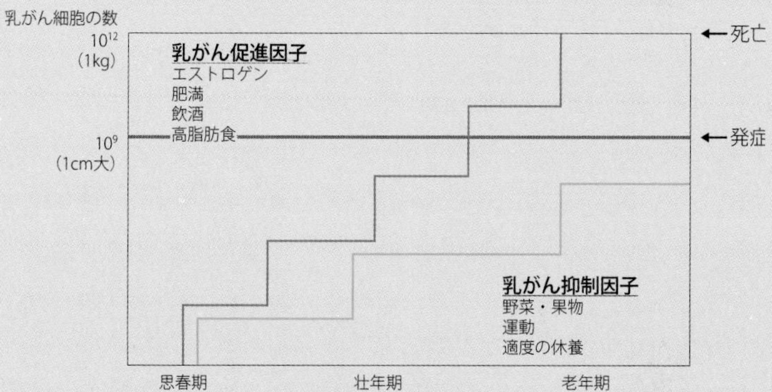

図2.乳がんができるまでの急な階段と緩やかな階段

がん促進因子を減らし、がん抑制因子を増やせば、がんが発症せずに生涯を終えることもできます

の発症に関わるエストロゲンを抑える作用がある大豆製品を摂取する」「抗がん作用があるといわれている必須脂肪酸のオメガ3脂肪酸などを活用する」などです。

また、精神的な要因も見逃せません。再発の不安やストレスは、かえって心身に負担をかけます。食事を楽しめるゆとりをもって、おいしく食べる工夫も大切です。

図3.乳がん治療に使われる主なホルモン療法剤、抗がん剤、分子標的剤と主な副作用

	薬　剤		副作用
ホルモン療法剤	抗エストロゲン剤 （ノルバデックス、フェアストン）		吐き気、ほてり、帯下、子宮内膜増殖、子宮体がん etc.
	LH-RHアゴニスト製剤 （ゾラデックス、リュープリン）		ほてり、めまい、肩こり、頭痛感 etc.
	アロマターゼ阻害剤 （アリミデックス、アロマシン、フェマーラ）		ほてり、頭痛感、脱毛 etc.
	プロゲステロン製剤 （ヒスロンH、プロベラ）		血栓症、食欲増加（体重増加）、肥満、浮腫、多幸感、高揚感 etc.
抗がん剤（化学療法）	代謝拮抗剤	フルオロウラシル（5-FU） テガフール・ウラシル（UFT） ドキシフルリジン（フルツロン） カペシタビン（ゼローダ） TS-1	消化器症状（食欲不振、吐き気、嘔吐、下痢 etc.）嗅覚障害、白血球減少、肝機能障害、皮膚の色素沈着、めまい、骨髄抑制 etc.
		メソトレキセート	骨髄抑制、消化器症状、口内炎、発疹、脱毛、肝・腎機能障害 etc.
	アルキル化剤	シクロホスファミド （エンドキサン）	消化器症状、骨髄抑制、脱毛、無月経、出血性膀胱炎 etc.
	抗腫瘍性 抗生物質	ドキソルビシン （アドリアマイシン）	心筋障害、不整脈、骨髄抑制、発熱、消化器症状、口内炎、脱毛 etc.
		塩酸エピルビシン （ファルモルビシン） 塩酸ピラルビシン （ピノルルビン）	ドキソルビシンに類似しているが、心筋障害などは比較的軽度
		マイトマイシンC	骨髄抑制、消化器症状、肝機能障害、全身倦怠感、めまい etc.
	植物由来	ドセタキセル（タキソテール） パクリタキセル（タキソール） ビノルビシン（ナベルビン）	骨髄抑制、脱毛、消化器症状、浮腫、末梢神経障害、パクリタキセルではとくに過敏症 etc.
分子標的剤		トラスツズマブ （ハーセプチン）	悪寒、発熱、心筋障害 etc.

2. 乳がんの発症を予防するために

がんを予防するためには、がん細胞が大きくなりにくい体内環境づくりをこころがけることが大事です。その最大の方法が食事・栄養です。乳がんは女性ホルモンと密接な関係があるので、その特徴をよく知り、適切な食事・栄養を摂りましょう。

「がんの予防」とは……

がんとは、細胞の中の遺伝子に傷がつき、細胞が突然変異を起こして増殖する病気です。

私たちの身体は、およそ60兆個の細胞からできており、それぞれの細胞がどのように働くかは、細胞内にある遺伝子によってコントロールされます。この遺伝子は、日常生活の中で、さまざまなリスクによって傷ついたり異常を起こして、がん化を招きます。このように、がんの芽は、だれにでも起こりうるものなのです。

「がんにならないように予防する」とよくいわれますが、それは「がん細胞をつくらないように予防する」ということだけではなく、「がんという病気の発症を予防する」という意味も含んでいます。

たとえ、乳がん細胞が身体に発生しても、がん細胞の増殖を防ぎ、潜伏したままの状態が保てれば、健康な生活を送ることができます。「がん」という言葉を聞くと、だれでも不安になりますが、過剰に心配する必要はありません。神経過敏になってストレスをためることは、心身に悪影響を及ぼし、かえってがんの発症を招くことにもなりかねません。

「生きていく間にがんの１つや２つは、できることがある。でも、生活や食事・栄養に気をつければ、がんとして発病する危険率が低い」と、がんに対する認識を変えてみると気持ちが楽になります。

乳がんの発症とエストロゲンの関係

乳がんは、母乳が作られる乳管や小葉の内側にある乳管上皮、小葉上皮から発生します。この乳管や小葉の中に留まっているがんは、非浸潤性がんといわれ、リンパ節や他の臓器に転移することはありません。乳がんの病期ではTisといわれ、最も早期のがんです。

この時期は、女性ホルモンであるエストロゲンとの関係が見逃せません。乳管の上皮は、エストロゲンの影響を受けやすく、エストロゲンの増減によって増殖したり抑制されたりしています。それゆえ、乳がんの発症に大きく関わっています。日本の乳がんの約65%は「エストロゲン依存性乳がん」で、エストロゲンががん細胞にあるエストロゲン受容体に結合してがん細胞が増殖するタイプです。

がん細胞は、分裂を繰り返しながら成長していきます。その進行度をみると、2cm以下のしこりがある（Ⅰ期、早期乳がん）、わきの下のリンパ節に転移が疑われる（Ⅱ期）、しこりが5cm以上と大きく、わきの下のリンパ節にも転移している（Ⅲa期）、しこりが皮膚に表れたり鎖骨上下のリンパ節などに広がっている（Ⅲb期、局所進行性乳がん）、肺や骨、肝臓など他の臓器に広がっている（Ⅳ期、進行性乳がん）と、ステージが上がっていきます。

非浸潤性乳がんの段階ではエストロゲンの影響を受ける乳がんが大多数ですが、エストロゲンの刺激の下で浸潤性乳がんになり、少しずつ大きくなるにつれ、エストロゲンに左右されない乳がんに変わっていきます。ホルモンから見ると親離れして、自立した乳がんになったといってもよいでしょう。ただし、私たちの身体からみれば、パワーアップして活発に活動する好ましくない乳がんなのです。

乳がんには、大きくなっても長い間リンパ節や他の臓器に転移しないタイプもあれば、小さいうちに転移するタイプもあります。ただ、小さい乳がんは、一般的に“性格がよい”確率が高いため、エストロゲンの刺激が少なくて、乳がんがゆっくりと成長するような環境にしておくことがポイントです。

さまざまな顔がある「大豆イソフラボン」

　豆腐やみそ、納豆、湯葉などの大豆製品は、たんぱく質や脂質、ビタミンBなどを豊富に含む栄養豊かな食品で、ヘルシー食として欧米でもブームになっています。その大豆の胚芽部分に含まれている「大豆イソフラボン」は、いま話題の「ファイトケミカル」の一種「植物性ポリフェノール」です。ファイトケミカルとは、植物由来の抗酸化栄養素で、体内に入ると組織や細胞を活性酸素の攻撃から守る抗酸化の働きをします。

　活性酸素は、がんを発症させるリスクファクターのひとつで、細胞や体内の脂質を酸化させ、がんや動脈硬化などの生活習慣病の引き金になるといわれています。また、過剰な発生は遺伝子を傷つけ、がんの発症にもつながってきます。大豆イソフラボンは活性酸素に対抗する作用をもっていますから、がんの発症を予防するために有効な栄養素といってよいでしょう。

大豆イソフラボンの二面性

　大豆イソフラボンは、女性ホルモンのエストロゲンとよく似た化学構造をもち、ファイトエストロゲン（植物エストロゲン）ともいわれています。これを健康な人が摂ると、体内のエストロゲンと拮抗して、エストロゲンを抑える作用をします。つまり、乳がんの発症に大きく関与するエストロゲンの働きを弱めるため、予防効果があるといわれているのです。

　実際に、厚生労働省研究班の「多目的コホート研究」（40～59歳の約2万人の女性を10年間追跡し、大豆製品の摂取量と乳がん発生率との関係を調査）では、次のような結果が出ました。（図4、5）

＊大豆、豆腐、油揚げ、納豆を毎日食べている人は、ほとんど食べない人に比べて、乳がん発生率が低い。

＊大豆イソフラボンの摂取量の大小によってグループを分けてみると、摂取量が最大のグループは乳がん発生率が最も低い。

この調査からも、大豆製品を積極的に摂ることは、乳がん発症予防につながることが明らかになったといえるでしょう。

一方、大豆イソフラボンには、エストロゲン様の働きもあります。たとえば、更年期後で女性ホルモンのエストロゲンが少ない人や男性が摂った場合、大豆イソフラボンはエストロゲン作用を発揮します。更年期障害や骨粗鬆症の予防、前立腺がんの予防に効果があるといわれるのはそのためなのです。

このように、大豆イソフラボンは、体内のエストロゲンの量によって、まったく逆の働きをもつという二面性があります。

さらに、がん細胞の増殖を抑制する作用、がん細胞が周囲の組織に新たな血管をつくる血管新生を阻害する作用もあります。それゆえ、適量の大豆イソフラボンは、乳がんだけではなく、がんの発症予防に有効といわれているのです。

予防におすすめの栄養・食品

乳がんの予防に有効といわれている栄養や食品を紹介します。

活性酸素の働きを抑え抗酸化力を高める

活性酸素を消去する働きがあるビタミンC、A、Eを豊富に含む食材として、緑黄色野菜があります。なかでもモロヘイヤ、ニンジン、カボチャなどはがん予防に有

図4.大豆、豆腐、油揚げ、納豆の摂取と乳がん発生率との関係

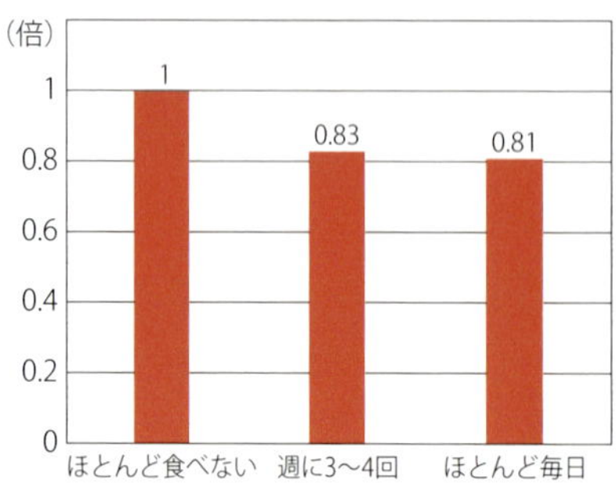

図5.イソフラボンの摂取と乳がん発生率との関係

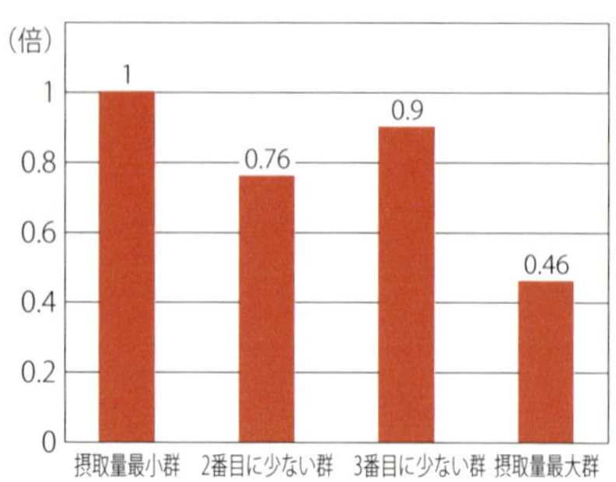

厚生労働省研究班「多目的コホート研究」より(図4、5とも)

効といわれるβ-カロテンが多いのでおすすめです。

　また、強力な抗酸化作用をもつ食品成分として、ポリフェノール類があります。近年、健康によいとブームになった赤ワインをはじめ、バナナやしゅんぎくに多く含まれ、コーヒーにもがんの浸潤を抑えるといわれるカフェ酸（ポリフェノールの一種）が含有されています。

　その他、納豆などの発酵食品、抗酸化作用のあるリコピンが多いトマト、イチゴやキウイなどの果物、海藻類なども有効な食品です。

エストロゲンを抑える

　前述したように、大豆イソフラボンには抗エストロゲン作用があります。大豆はじめ豆腐やみそ、納豆、油揚げ、湯葉、きな粉、豆乳などの大豆製品を摂るようにしましょう。ただし、エストロゲン依存性乳がんの人やホルモン療法を受けている人は、過剰にならないように摂取してください（94頁参照）。また、サプリメントとして摂取することは、治療法やその人の状態によって注意が必要ですから、主治医に相談しましょう。

抗がん作用があるオメガ３脂肪酸

　青魚や亜麻仁《あまに》油などに豊富なオメガ3脂肪酸に、抗がん作用が期待できることがわかりました。オメガ3脂肪酸とは、人間の生命維持に欠かせない脂質ですが、体内で合成できないため、食事から摂取する必要がある必須脂肪酸です。オメガ３脂肪酸には、かつて話題となったα-リノレン酸、青魚に多く含有され脳の働きをよくするといわれるEPA（エイコサペンタエン酸）やDHA（ドコサヘキサエン酸）なども含まれています。

　オメガ３脂肪酸の働きには、抗がん作用のほかに、血小板凝集を阻止して血栓を防止する善玉プロスタグランジンをつくったり、肝臓の有害物質解毒作用を促進するなどがあります。また、亜麻仁に多く含まれているリグナンは、腸内細菌と作用しあうとエストロゲンと似た働きをします。

　具体的な食品としては、さばやいわし、さんまなどの魚類、亜麻仁油、しそ油、大豆油、えごま、くるみ、大豆やきな粉、湯葉などがあげられます。

乳がんのリスクファクターとセルフケア

「20人に1人の女性が、生涯の間に乳がんを発症するリスクがある」といわれています。厚生労働省によると、乳がんで亡くなる人は年間1万人、新しく乳がんになる人は年間3万5000人で、罹患率は上昇を続け、2015年には約4万8000人になると予測されています。

日本では働き盛りの女性に多く、死亡率は都市部が高くなっています。その背景には、欧米化した食事・栄養による過剰摂取、ストレス、大気汚染など、ライフスタイルや生活環境のリスクファクターがあります。

このように現代は、乳がんに罹りやすい環境があり、そのリスクは若い時代から始まっているのです。大気汚染や紫外線など回避したくてもできないリスクが多いなか、食事・栄養は私たちができるセルフケアです。できるだけ安全で質のよい食材を選ぶ、油や脂肪、塩分を減らし、野菜や果物を十分に摂る……。こうしたちょっとした配慮で、乳がんのリスクを軽減することができます。

図7.年齢と乳がん発症リスク

年齢(歳)	アメリカ[1)]	日本[2)]
0～39	235人に1人	301人に1人
40～59	25人に1人	49人に1人
60～79	15人に1人	54人に1人
生涯(0～80)	8人に1人	20人に1人

1) American Cancer Society, Cancer Facts & Figures 2000
2) 飯沼武より

図6.わが国の年代別乳がん発症率の推移

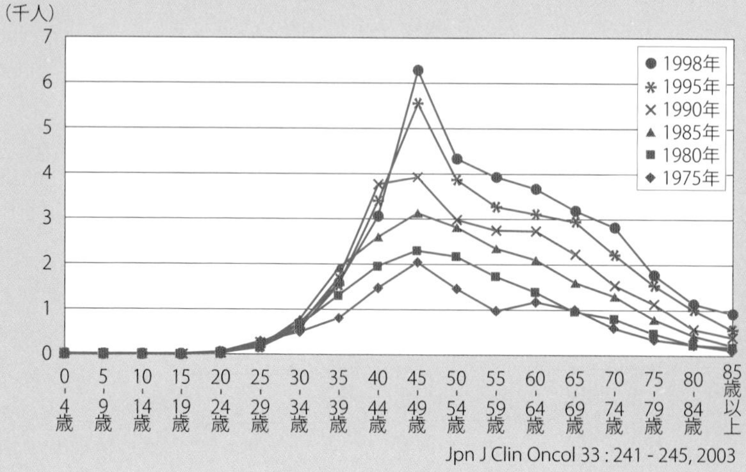

Jpn J Clin Oncol 33 : 241 - 245, 2003

3. 再発といわれたときの食事・栄養

「再発」すると治療が始まりますから、治療法や副作用の症状に合わせた食事・栄養が大切になってきます。また、なにより心のエネルギーが必要な時期です。おいしく食べられる食事から、心の栄養を十分に補給しましょう。

「転移」と「再発」は同じではない

「転移している可能性があります」と言われて、「再発した」とショックを受ける人が少なくありません。でも厳密に言えば、転移していても再発ではないケースが意外と多いのです。

転移とは、がんが最初に発生した病巣（原発巣）から分かれて血管やリンパ系に入り、他の部位に飛び火することです。移った部位によって、たとえばリンパ節転移、肝転移などといわれます。ただ、転移していても、臨床的にがんと認識できなければ、再発とはいえません。実際に、1cmのがんは10億～100億個の細胞で、画像診断では認識できない場合が少なくないのです。

一方、手術や治療で身体の中から取り除いたはずのがんが、再び臨床的にがんと認識されたのが「再発」です。乳房温存治療後の温存乳房に出現した「乳房内再発」、リンパ節領域に出現した「リンパ節再発」、別の臓器に転移して再発した「遠隔再発」があります。

このように、転移と再発とは異なります。たとえ、「転移する可能性が高い」「転移しているかもしれない」と言われても、「再発」しなければ健康な生活を送ることが可能なのです（図8）。転移した細胞数をできるだけ少なくして、

図８.乳がんの転移と再発

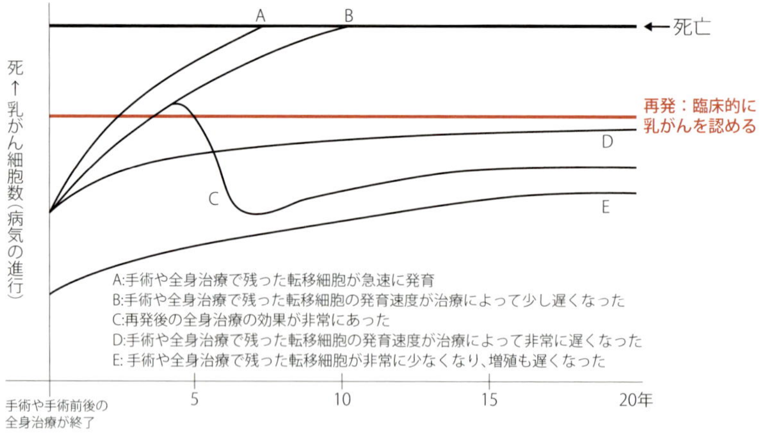

乳がんの増殖スピードを遅くするために、食事や生活習慣、精神面でのケアに心がけてください。

再発の部位と治療法に合わせて考える

乳がんの再発は、大きく２つに分けられます。ひとつは、乳房温存術をしたときの乳房内再発やわきの下のリンパ節再発の場合です。もうひとつは、骨、肺、肝臓、脳など、全身に再発するものです。手術の時にすでに身体のあちこちに存在していた乳がん細胞が、少しずつ増え、目で見えるようになり、全身病として認識せざるを得なくなった状況です。

再発すると治療が始まります。痛みなどの症状を緩和するための手術や放射線療法を行うこともありますが、通常は抗がん剤療法とホルモン療法が中心ですから、食事・栄養のポイントは、治療法に合わせた選択が基本です。詳細は「治療法や症状に合わせて上手に食を選ぶ」(94頁)を参照いただくとして、要点を紹介しましょう。

ホルモン療法と食事・栄養

エストロゲンを含有するサプリメントやエストロゲン作用をもつ食事・栄養は適していません。大豆製品には、エストロゲン作用として働く大豆イソフラボンが豊富ですから、過剰摂取しないように注意しましょう。

ホルモン療法によって更年期症状が出やすくなったり、骨粗鬆症になりやすくなるので、カルシウムやビタミンDの摂取、運動を取り入れましょう。

抗がん剤療法と食事・栄養

抗酸化作用のあるサプリメントや食品は控えましょう。ただし、抗がん剤を投与した直後でなく、１週間ほど経ったころなら、抗酸化ビタミンを適量摂ることは問題ありません。

抗がん剤の副作用に対応した食事を考えましょう。たとえば、吐き気や胃腸障害がある場合は、においや刺激の強いもの、脂っこいものは控えてください。また、身体の防御機構が低下していますので、生野菜や生ものは控えたほうがよいでしょう。

また、どこに再発したかも大事な要素です。たとえば、肝臓に再発した場合は、肝臓に負担をかけないで、かつ機能をよくする効果がある食べ物がおすすめです。

骨転移ではカルシウムに注意

骨転移で再発したときは、カルシウムの摂取に注意が必要です。「骨を強くするためにカルシウムをたくさん摂ろう」と思いがちですが、逆に身体には悪影響を及ぼすことがあります。骨転移した場合、骨からカルシウムが溶け出して、血液中のカルシウム濃度が高くなることがあります。その状況で、さらにカルシウムを過剰に摂ると、危険な状態になる可能性もあるのです。

心のエネルギーを食事から

精神的なケアも重要です。「再発」と言われれば、だれでも不安になります。そういう精神的ストレスが続くと、心身に影響を及ぼし、さまざまな疾患を招くこともあります。気持ちを切り替えて、心の免疫力を高めれば、がんと上手につきあうこともできます。

そのためには、心のエネルギー、身体のエネルギーを、おいしく楽しく食べられる食から補給しましょう。

緩和ケアと食事・栄養

「がんの痛み」は見逃せないテーマです。がん細胞が神経を圧迫したり、神経が分布している組織や臓器にがんが入り込んだりすると、さまざまな痛みが起きてきます。痛みが出現するのは、がん患者の約70%といわれています。

さて、がんの痛みは、疾患からくるものばかりではありません。精神的、社会的、スピリチュアルな痛みがあり、トータルペインといってもよいでしょう。そういった痛みには、全人的なケアが必要です。

◆WHOの「がん疼痛治療法」

がん疼痛に対して、現在、世界的にWHO（世界保健機関）が提唱した「がん疼痛治療法」が用いられています。この治療法とは、痛みの強さに合わせて鎮痛薬を選択する「３段階除痛ラダー」のことで、使用方法や治療にあたって守るべき５原則が規定されています。

そのなかで、強度の痛みに対する鎮痛薬の柱はモルヒネです。モルヒネでがんの痛みは除去されますが、「便秘、吐き気、めまい」などの副作用が起きます。

緩和ケアに適した食事・栄養のポイントのひとつは、この副作用に対応した食ということです。便秘、吐き気などには「繊維質や乳酸菌を上手に活用する」「においや刺激の強いもの、脂っこいものは控える」などに配慮するとよいでしょう（98頁参照）。

◆心の視点も大切に

緩和ケアを心の視点から考えることも大事です。食欲は、食べる場や雰囲気、人によっても左右されます。ある緩和ケア病棟では、食欲がない患者さんも食べられるように“ハーフ食”を基本にしたり、器に気を配り、見た目にも食べやすさを考慮したり、花や草木を利用して目先を変えた盛りつけをしているそうです。

食べられない、食べたくないときは、無理をせず、食べられるものを思うままに食べることでもよいでしょう。もし、栄養面での不足が気になれば、栄養補助食品などで適量を補給するのもひとつの方法です。

また、目で見て楽しむことに配慮するのもポイントです。器や盛り方、クロスなどの小物を上手にコーディネートすると、食空間が豊かになり、食を楽しむことができます。

さらに、人との関係も大事な要素です。人は人によって支えられ、癒されています。自分の気持ちを理解してくれる家族や友人と、楽しく食事ができれば心身のエネルギーになるでしょう。

ホリスティックな視点からの相補《そうほ》・代替《だいたい》医療

　医学の進歩にはめざましいものがありますが、西洋医学だけでは限界があり、食事やサプリメント、心理療法などの相補・代替医療（CAM）と融合しようという「統合医療」が注目を浴びています。

　アメリカでは、国立保健研究所（NIH）内に補完医療センターが設立され、大学や研究機関からの研究内容を審査する権限も持っています。日本でもCAMの調査研究が始まり、2001年には厚生労働省に「がん代替療法に関する研究班」が発足しました。

◆「相補・代替医療」の概要

「相補・代替医療」とは、その効果が科学的に確認されていないため、西洋医学では治療法として選択されない医療の総称で、大きく次のように分類されます。

・**食事療法**　ゲルソン療法（野菜・果物を中心とする）、マクロビオテック（加熱した野菜と無精白の穀物の食事療法）、森下式自然医学療法など。

・**健康食品**　青汁やニンジンジュース、プロポリス、アガリクス、メシマコブ、霊芝、サメの軟骨エキス、ベータグルカン、AHCC（活性ヘミセルロース）など。

・**心理療法**　生きがい療法、サイモントン療法（イメージ療法）など。

・**免疫療法**　丸山ワクチン、リンパ球移入療法など。

・**東洋医学**　漢方、鍼灸、気功、太極拳など。

・**伝統医学、その他**　インドのアユールベーダ、ホメオパシー、アロマテラピーなど。

　このような代替医療を受けるがん患者は多く、とくに乳がん患者の7～8割は何らかの代替医療を行っているという調査報告があります。代替医療は科学的には立証されていませんが、まったく効果がないとは言い切れません。個人差がありますが、QOLや精神面に与えるメリットも否定できないでしょう。健康な女性がエステやアロマテラピーでリフレッシュするのと同じです。その結果、途中でくじけることなく治療を受けることができれば、生存率の向上に寄与することになります。

◆治療薬との相互作用には要注意

　代替療法の種類によっては、治療薬と相互作用があり、悪影響を及ぼすものもあります。また、肝機能を低下させるなどの副作用が懸念されるものもあります。信頼できる情報を得て、正しく理解することが肝心です。専門家や主治医に相談して、上手に活用してください。

4. おいしく楽しく合理的に食べてヘルシーに

乳がん患者全般に役立つ食事・栄養の摂り方のポイントをまとめてみましょう。

乳がん患者に役立つ食事・栄養

①野菜、果物を積極的に摂りましょう

毎日5皿（1皿＝約70g）以上、多くの種類の野菜・果物を摂ってください。緑黄色野菜に含まれるカロチノイドは、免疫力をアップします。加熱して調理すると効率よく摂取できます。

②魚類、とくに青魚を摂りましょう

魚類を多く食べる人は、あまり食べない人に比べて、乳がんにかかるリスクが低下するという調査報告があります。魚類には脳の働きをよくするDHA（ドコサヘキサエン酸）やEPA（エイコサペンタエン酸）が含有されていますので、動物性たんぱく質は魚類、とくに青魚から摂取することがおすすめです。

③大豆食品は、適量、食べましょう

大豆イソフラボンは二面性があり、エストロゲン作用として働く場合がありますから（106頁参照）、サプリメントや過剰摂取を避けて、適量を摂りましょう。

④繊維類を多く食べましょう

繊維質は、血中エストロゲン値を下げる効果があるので、乳がん患者に適しています。

⑤アルコールは控えましょう

アルコールは、エストロゲン濃度に影響し、乳がんの予後に悪影響を及ぼす可能性があります。

⑥緑茶を飲みましょう

緑茶に含まれているカテキンは、乳がん発症予防に有効と報告されています。

⑦マルチビタミンを摂取しましょう

すべての人にマルチビタミン摂取をおすすめします。そのうえで、必要に応じてサプリメントを追加してください。ただし、主治医や専門家に相談しましょう。

⑧低脂肪の乳製品を摂りましょう

低脂肪の豆乳やヨーグルトは、健康のためにも摂りたい食品です。

QOLの高い生活を送るために

乳がん患者の望みは、QOLの高い生活を送り、自分らしく生きていくことといってよいでしょう。そのためには、栄養学的なエビデンスをベースに「自分に適した食事」「治療や症状に合った食事」など、合理的な食事・栄養を考えることが必要です。

ただ、それだけではなく、おいしく楽しく食べることも大事な要素です。食事は、自分でできる最高の治療であり、主体的にかかわることで前向きな気持ちになります。料理づくりや食事を楽しむことができれば、心理的なストレスが軽減されて、生きる意欲につながるでしょう。

乳がんをもっていても、健康でQOLの高い生活を送ることができるのです。「乳がんと闘う」と力まずに、「乳がんとともに生きる」ための「おいしくて楽しくて合理的な食事・栄養」を考えましょう。

Q&A

Q　［食事で十分に栄養が摂れない場合、サプリメントで代用してもよいですか？］

A　結論からいうと「サプリメントは食べ物の代わりにはならない」というのが一般的な原則です。これまでの臨床試験や疫学調査で、食事の代用になるという有効性は確認されてはいません。ただ、科学的裏づけがなくても、がんなどの疾患によって食事から十分な栄養が摂れない人にとって、栄養成分の補給という役割を果たすと言えます。要するに、食事の代わりではなく、「補うもの」と考えてください。

サプリメントを利用するうえでの注意点を紹介しましょう。

☆適量を摂取する。過剰摂取は、副作用や安全性で問題が生じる可能性があります。

☆薬との飲み合わせに注意する。たとえば、メソトレキセートなどの化学療法剤で治療を受けている人は、多量の葉酸を含むビタミン剤を飲むのは逆効果で、化学療法剤の効果を弱めてしまいます。主治医に相談して、自分に合ったものを摂ることが大切です。

＊国立健康・栄養研究所のデータベース「『健康食品』の安全性・有効性情報」（http://hfnet.nih.go.jp/）に詳しい情報が掲載されています。

日米のサプリメント事情

サプリメントとは、英語の「ダイエタリー・サプリメント」に由来し、30年以上前にアメリカでビタミン療法などの進展とともに登場しました。その後、1994年に「栄養補助食品健康教育法(DSHEA)」が制定され、「ダイエタリー・サプリメントとは、ビタミン、ミネラル、アミノ酸、ハーブなどの成分を含み、錠剤、カプセル、粉末、ドリンクなど通常の食品の形態をしていないもの」と、初めてサプリメントの概念が定義づけられました。また、その法律では、成分の内容をはじめ形状などの細かい規定があり、違反すると販売が差し止められます。

一方、日本では、明確な言葉の定義がなく、医薬品以外で栄養を補うものはサプリメントと呼ばれているようです。また、法的にも規定されていません。ただし、健康食品は、食品衛生法や健康増進法、薬事法などの規制を受けています。そういう状況の中で、市販品には、「健康補助食品」「栄養機能食品」「保健機能食品」「特定保健用食品」など、さまざまな名称が表示されています。

では、どのような違いがあるのでしょうか。

厚生労働省は、2001年に「保健機能食品制度」を制定し、「栄養機能食品」と「特定保健用食品」を規定しました。それによると「栄養機能食品」とは、「食生活の乱れなどにより、不足しがちな栄養成分を補給できる食品」と定義され、ビタミン12種類、ミネラル2種類に限って1日の摂取量の上限と下限値を定め、その規格基準内にある製品については効能などの表示が認められています。

また「特定保健用食品」は、健康機能評価が科学的に証明された食品に対して、一定の健康表示が認められています。

これらの規定によって、放任状態だった健康食品が少しは整理されたように思えますが、機能や効能に関してあいまいな表現を使って市販されているものも少なくありません。

アメリカでは、試験データや疫学調査の結果がオープンになっており、サプリメントを使用する人が自ら調べたり勉強したりして自己決定する傾向が強いといわれています。

私たち日本人も、自分で情報を得て信頼度や安全性を調べ、適切なものを選ぶことが大切です。

Q ［大豆イソフラボンは予防に有効でも閉経後はよくないという話を聞きましたが、本当ですか？］

A 閉経後は、体内にエストロゲンが少ない状態になっています。そういう場合に大豆イソフラボンを摂ると、体内で女性ホルモンのエストロゲンと似た働きをする可能性があります。そのため、更年期障害の改善や骨粗鬆症の予防には効果がありますが、逆に懸念されることがあります。

乳がんの発症にはエストロゲンが関わっていますので（104頁参照）、発症予防によいからといって閉経後の人が大豆イソフラボンを摂りすぎると、エストロゲン作用が高まり、発症にまったく影響がないとはいいきれないのです。

ただ、大豆製品を摂ることは健康にもよいことですから、栄養バランスに配慮して食品から適量を摂るようにすれば心配しなくても大丈夫です。

不安があれば、主治医や栄養士に相談したり、検診を受けるとよいでしょう。

Q ［肥満は、乳がんのリスクが高くなるというのは本当ですか？］

A これまでの調査研究から、乳がんの患者が同じ治療を受けたとき「リンゴ型肥満（内臓脂肪が多い肥満）や閉経後の肥満は、予後がよくない」と報告されています。発症の予防に関しては明言できませんが、やはり閉経後の人の肥満は問題があるといわれています。

肥満の場合、脂肪組織でアロマターゼ酵素からつくられるエストロゲンの量が多くなります。ただ、閉経前の人は、脂肪組織から生まれるエストロゲンより卵巣からのエストロゲンが優位にありますが、閉経後の人は脂肪からのエストロゲンに依存することになります。つまり、閉経後の人の場合、肥満によってエストロゲンの分泌量が多くなり、乳がんの発症を促進する可能性があるのです。

また、肥満は、乳がんだけでなく、他のがんをはじめ、動脈硬化や糖尿病など、生活習慣病の引き金にもなります。肥満を招く食生活になっていないか、食事の摂り方や栄養バランスなどを考え直してください。

肥満の種類と判定方法

肥満を判定する尺度に「BMI(体格指数)」があります。

BMI＝体重(kg)÷身長(m)÷身長(m)

欧米では「BMI30.0以上＝肥満」ですが、日本の場合は「18.5未満＝やせ、18.5～25.0＝普通、25.0以上＝肥満」で、普通より20%以上の肥満はさまざまな疾患のリスクファクターになるといわれています。

なお、「肥満」と一口に言っても、「リンゴ型肥満」と「洋ナシ型肥満」に分けられます。

リンゴ型肥満は、腹部の内臓のまわりに脂肪がつき、リンゴのようにお腹が突き出るタイプで、内臓脂肪タイプともいわれます。一方の洋ナシ型肥満は、お尻や大腿など下半身に脂肪がつくタイプで、皮下脂肪タイプともいわれます。生活習慣病などに深く関わっているのは、リンゴ型肥満です。

最近、メタボリック・シンドローム(症候群)という新しい疾患概念が定着してきました。糖尿病や高血圧や高脂血症の一つ一つが軽症でも、重複すると動脈硬化が進み、心筋梗塞や脳卒中が起こりやすくなるため、総合的にとらえるという考え方です。

リンゴ型肥満はこの原因になっています。内臓脂肪がインスリンの働きを悪くするたんぱく(悪玉アディポサイトカイン)を出し、糖尿病や高血圧を起こすためです。内臓脂肪が多いかどうかは、体重よりもヘソの高さの腹囲で測ります。腹囲が男性で85cm以上、女性で90cm以上がリンゴ型肥満です。

さて、あなたの体格指数は？　また、肥満に属するとしてリンゴ型、洋ナシ型、どちらのタイプですか？　一度、自己チェックして、食事や生活習慣を見直してみましょう。

ニュートリション先進国アメリカ訪問

乳がんとニュートリション研究会発起人
岡山慶子

食・栄養を軸としたCTCAのがん治療

ニュートリションの先進国・アメリカでは、がんと食事についてどのような取り組みが行われているのだろうか。日本でのニュートリション運動推進会議を立ち上げた私は、そんな思いを抱きながら、2002年、米国イリノイ州シカゴに近い小都市にあるがん専門病院「CTCA(Cancer Treatment Centers of America)・ミッドウエスタン病院」を訪ねました。CTCAはローカルな小規模病院ですが、600名を超すスタッフをそろえ、がん患者さんの治療の軸に食・栄養を置いていたのです。

「がん患者さんの40%は、栄養失調で亡くなっています。栄養の摂り方によっては死亡した患者さんの3分の1は生き延びることができたはずです。実際に栄養療法を重視した結果、この10年間で予後半年から1年といわれた患者さんの5年生存率は上昇しています」。栄養をベースとした治療の要であるダイエティシャンのキム・ダゼル博士のお話に衝撃を受けると同時に、日本でもがん患者さんへの栄養・食事に関するカウンセリングの必要性を強く感じました。

一人ひとりに合わせた全人的ケア

CTCAのコンセプトは「患者さんを一人の人間としてとらえ、医学的な面をはじめとして栄養学的、心理学的、精神的、社会的なあらゆるサポートをする」ことで、医師・栄養士・看護師など13の多種職の人たちがひとりの患者さんについてのカンファレンスを行っています。そういう全人的ケアのひとつとして、がんに打ち勝つための食事メニューが提供されています。メニューは300種以上ありますが、さらに患者さんに合わせてダイエットメニューや低塩メニューなど、アレンジもしてくれます。すべて有機野菜を使うなど素材にこだわり、何といっても「おいしい！」のです。

また、患者さんと面接や電話でのニュートリション・カウンセリングが行われています。カウンセリングは、エビデンス（科学的な裏づけ）をベースにした栄養学的指導をはじめ、日常生活の悩みなどにも傾聴し、患者さんの心に寄り添ったケアを提供しています。そういうケアは

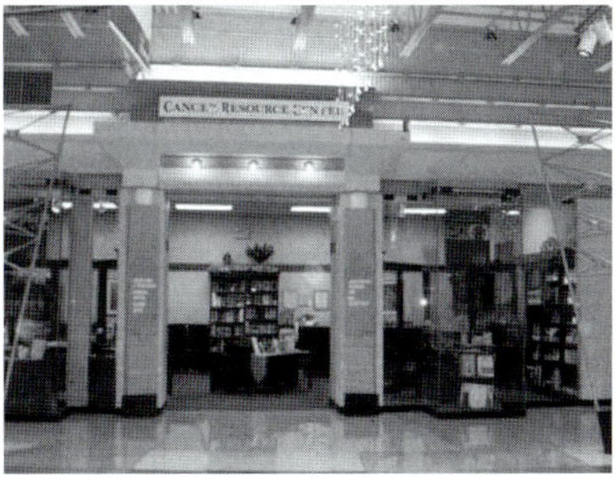

巨大なショッピング・モールの中にある「ニュートリションリソースセンター」

病院だけではなく、巨大ショッピングモールの中にあるニュートリションリソースセンターでも受けることができます。がんと闘うための食事は、その人や家族の健康も支え、生き方にも影響を与えていると知らされました。

日本でも必要な取り組み

当時、日本では、乳がんの患者さんに対して、食事・栄養の指導や全人的ケアの視点からのアプローチはまったくないといってもよい状況でした。そこで、「乳がんの医学的知識や栄養についての知識、おいしく食べられる食事のメニュー開発、カウンセリングスキルを活かした説明……乳がんを中心に医・食・栄養など多分野からのアプローチを試みる研究会を創ろう」ということになりました。CTCAのキム・ダゼル博士との出逢いが「乳がんとニュートリション研究会」誕生にむすびついたのです。

地域でめざすブレストケア～グランドラピッツ

病院と大学、行政、企業、住民が一体となってサスティナブルな環境を作ることが健康によいとの信念を実践している町があります。ミシガン州のグランドラピッツです。周辺と合わせて人口100万人ほどの美しい自然に恵まれた町で、がんや乳がん患者さんをサポートするいろいろな施設やネットワークがあります。

治療の中心になっている病院は「セントメリーズヘルスケア」。がん患者治療への取り組みが中心の病院です。訪問した際、まず第一にがん患者さんのための設備の素晴らしさに驚かされました。乳がん患者さんには特別棟として「ブレストケアセンター」があり、アメリカに数台しかない放射線の機器をそろえて、最先端の医療が提供されています。

その一方で、鍼灸や漢方などの東洋医学をとり入れ、ホリスティックな医療を行っています。

また家族と一緒に来院して食事をしながら化学療法が受けられるなど、患者さんへの配慮も行き届いています。ときには食事・栄養や自然療法などの専門家を全米各地から招いて、医療者、患者とともに参加できるイベントを開催しています。

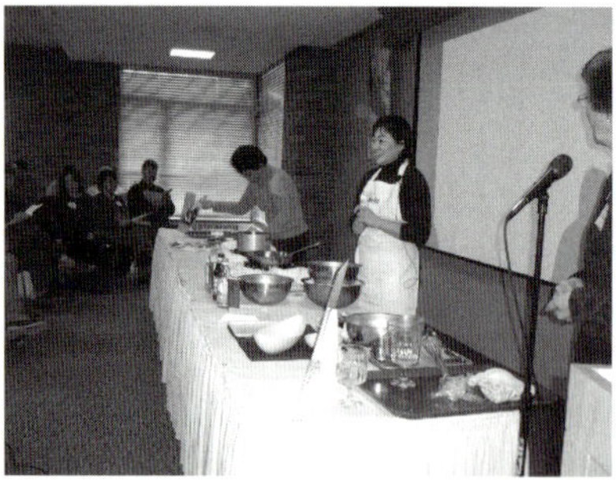

テレビでも放映された「YAKUZEN」セミナー。中央が加藤奈弥さん

町にあるさまざまな施設

セントメリーズヘルスケアの近くには、日本ではみられないユニークな施設があります。「ホリスティックケアアプローチ」というクリニックで、その名のとおり、ヨーガや気功、ハーブ、心理カウンセリングなど、ホリスティックなケアを提供しています。

一見、エステティックサロンのようなおしゃれな場所ですが、訪れる人たちの約半数は乳がん患者さんです。患者さんたちはアロマテラピーやマッサージを受けたり、料理教室に参加したりして、心と身体を癒していました。

クリニックのオーナーのメコンル・バーバラさんは「治療と同時にこのようなことをできるだけ早く始めてほしい。ここで時間をかけてリラクゼーションすれば、治せるものが多い」と熱く語っていました。

町には「ギルダーズクラブ」というがん患者の精神的な支えとなる団体があり、毎日400人もの訪問者があります。たくさんのプログラムが用意されていますが、費用はすべて無料。楽しい時間を過ごすことを目的としています。また「ウェルネスプレイス」は、がんのサバイバー自身が自分たちで必要と思うプログラムを実践しているところです。運営は寄付でまかなわれています。

このようにグランドラピッツでは西洋医学はもちろん、食事・栄養や自然療法、東洋医学などのホリスティックな視点からのケアが提供されています。乳がんとともに生きる意欲をもち、QOLの高い生活を送るための取り組みが地域の中でネットワークを組んで行われています。

アメリカでの「YAKUZEN」セミナー

「乳がんとニュートリション研究会」は、2003年以来たびたびこの町を訪れていますが、2005年1月の訪問時には、お土産として、加藤奈弥さんのレシピによるアメリカ人向けの薬膳を紹介するプランを持って行きました。

そのメニューを披露する「YAKUZEN」セミナーは、セントメリーズヘルスケアとアクィナス大学（この町の健康に重要な役割を担っている）との共催で行われました。味もセミナーも大変好評で、今では病院や大学の食事のメニューに「YAKUZEN」を取り入れる試みがされています。研究会はこれらの組織と連携、協力してそれぞれのよさを共有して

（写真提供：乳がんとニュートリション研究会）

新しい取り組みを始めています。

日本でもたくさんの組織が乳がんの早期発見や患者のサポート活動を行っていますが、今後それらがネットワーク化されること、地域全体の取り組みとなることが望まれます。

キム・ダゼル博士の「乳がんのための栄養行動プラン」

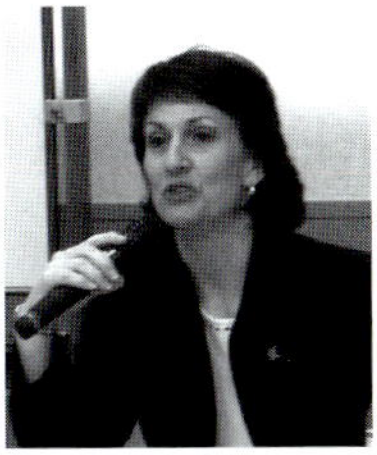

キム・ダゼル博士
アメリカのがん専門病院CTCA
(Cancer Treatment Centers of America)のダイエティシャン
(栄養士)

ステップ1　体重を安定させる

体重が減少すると治療の副作用に対抗する能力が低下したり、栄養不良を招きかねません。

ステップ2　必要に応じて減量する

高カロリーや高脂肪の食事は、乳がんの再発率を上昇させます。また、過剰な体重はがん細胞の増殖にもつながります。食事の内容を見直し、燃焼するカロリーを増やす運動を取り入れましょう。

ステップ3　健康な腸を維持する

消化器官がうまく働かないと、摂取した栄養を有効活用できません。ヨーグルトなどの乳酸菌を積極的に摂りましょう。

ステップ4　一日に野菜・果物を５サービン＊食べる

野菜や果物は、がんと闘う植物性化学物質(ファイトケミカル)が含まれています。

ステップ5　脂肪を減らす

脂肪の摂りすぎや間違った種類の脂肪摂取は、免疫抑制や乳がんの細胞増殖につながります。必須脂肪酸のオメガ３脂肪酸などを摂りましょう。

ステップ6　大豆食品を食べる(ただし注意が必要)

大豆食品は、乳がんの発症予防に有効です。ただし、ホルモン療法を受けている人などは、濃縮されたサプリメントや過剰摂取は避けましょう。

ステップ7　繊維質の食品を加える

毎日、25～35グラムの繊維質を摂取しましょう。乳がんのリスクを下げ、コレステロールを除去し、解毒作用があります。

ステップ8　甘いものを減らす

砂糖や甘いものは血糖値を上げ、がん細胞の成長に好都合です。

ステップ9　水分を十分に摂る

抗酸化作用がある緑茶もおすすめです。

ステップ10　健康的な習慣を身につける

たばこはやめましょう。抗生物質、人工甘味料、色素、有害な添加物を含む食べ物は避けましょう。

ステップ11　食事を補う方法

乳がんの治療に効果的なものは、医療従事者に相談して、サプリメントで補充するのもひとつです。

(＊：サービンはアメリカで一般的に使用されている料理の単位)

あとがき

私たちは、数年前から乳がんの早期発見と早期治療を目指した「ブレストケア・ピンクリボン運動」に携わってまいりました。その活動を通じて、がんを受容して生きる女性の明るさ、自分のために、そして家族や後輩の患者さんのためにできることを見つけた女性の強さに触れ、心が動かされました。

しかし一方で、情報やサポートが十分でないと訴える女性もたくさんいらっしゃいます。とくに病院での治療終了後、通院が間遠になるにつれ、自分のために何もしないことへの不安が膨らんでしまうというのです。治療が終わるのは「うれしいこと」だとばかり思っていた私たちは、改めて乳がんと生きることの大変さを知ったのです。

ちょうどそのころ訪れた米国のがん専門病院「Cancer Treatment Centers of America」(以下、CTCA)で、ダイエティシャンのキム・ダゼル氏と出逢いました。CTCAでは彼女を中心に食事への取り組みが盛んで、治療中はもちろん治療終了後も定期的な通院や電話によるフォローで、食事の質を保つ努力がされています。

食事なら、女性たち自身が日常生活の中で関わることができます！　食事は、身体的な面だけでなく、精神的にもがんと共生する力を支えてくれる――。この思いが、「乳がんとニュートリション研究会」を立ち上げた原点です。

これからも、出版やセミナーなど情報提供を中心に活動してまいります。それがだれかのお役に立てたら、こんなにうれしいことはありません。

乳がんとニュートリション研究会発起人　岡山慶子

[乳がんとニュートリション研究会]
乳腺外科医、内科医、管理栄養士、薬剤師、料理研究家、臨床心理士、アロマセラピスト、料理人がメンバーです。

[これまでの主な活動]

2003年5月　キム・ダゼル氏を招き、日本の医療従事者とのラウンドテーブルを実施。
2003年10月　キム・ダゼル氏を招き、個別の患者さんにニュートリションカウンセリングを実施。
2004年5月　CTCAにてキム・ダゼル氏とのアセスメント・シートについての合宿ディスカッション。
2004年10月　第26回日本臨床栄養学会・第25回日本臨床栄養協会総会第2回大連合大会の市民公開講座「実践例＊乳がん患者さんへの食事・栄養カウンセリング」での発表。
2005年1月　セントメリーズヘルスケア（ミシガン州）にてレシピの紹介。
2005年7月　京都の患者支援団体「Re－vid」にてセミナー「乳がんと食事・栄養」を講演。
2005年8月　リーガロイヤルホテル広島にて「ブレストケア・ピンクリボンキャンペーンin広島」主催の食事＆セミナーに協力。
2005年9月　セントメリーズヘルスケア、ブレストケアセンター、ホリスティックケアアプローチ（すべてミシガン州）など病院の訪問。
2005年9月　センチュリーハイアット東京にて乳房健康研究会プレスセミナー後の食事の提供。
2005年12月　ペパーミント・ウェーブ実行委員会との共催で「乳がんと食事～taste for care」セミナーを開催。

編著者プロフィール

乳がんとニュートリション研究会
乳がんとの共生を、主に食事・栄養の面から研究し普及することを目的に、2003年発足。乳腺外科医、内科医、管理栄養士、薬剤師、料理研究家、臨床心理士、アロマセラピスト、料理人などが主なメンバー。
事務局＝〒104-0045　東京都中央区築地1-9-4ちとせビル3階　株式会社朝日エル内
電話03-3541-6362　FAX03-5565-4914

福田　護
聖マリアンナ医科大学外科学（乳腺・内分泌外科）教授、聖マリアンナ医科大学病院乳腺・内分泌外科部長。乳がんとニュートリション研究会代表。
1943年生まれ、富山県出身。金沢大学医学部卒。国立がんセンター、米国のスローン・ケタリングがんセンター、バージニア大学、聖マリアンナ医科大学などでの研修・研究を経て、2002年より現職。日本乳癌検診学会副理事長、日本乳癌学会理事ほか。『乳房温存療法のすべて』（メジカルビュー社）、『乳がん全書』（法研）など著書多数。

岡山慶子
株式会社朝日エル代表取締役。
三重県生まれ。1967年、金城学院大学文学部社会学科卒。1986年、（株）朝日エルを設立、社会貢献と企業のマーケティングの融合を行う。共立女子短期大学非常勤講師（生活とマーケティング）。（株）朝日広告社取締役。日本社会心理学会会員、サステイナブル・ビジネス・フォーラム委員、ペパーミント・ウェーブ実行委員長、グリーフケアセンター世話人。著書は『ゆりかごからゆりかごへ入門』（日本経済新聞社）ほか。

加藤奈弥
料理研究家。国立北京中医薬大学日本校講師。日本中医食養学会総務局長。
東京都生まれ。辻クッキングスクール退職後、辻調グループフランス校シャトー・ド・レクレールへ留学。帰国後、カルチャースクール講師、食品アドバイザーなどを経て、料理教室「エミーズ」のチーフコーディネーターを9年間務める。フランスの三ツ星レストランで修業。国立北京中医薬大学日本校食養・養生学科で学び、「中医薬膳師」の資格を取得。本格的な薬膳料理を提案している。『からだの中からキレイをつくるパワーレシピ』（講談社）、『おもてなし上手のシンプル四季ごはん』（マーブルトロン）ほか、著書多数。

乳がんの人のためのレシピ

平成18年 5月27日　第1刷発行
平成26年10月30日　第9刷発行

編　　者　乳がんとニュートリション研究会
著　　者　福田　護／岡山慶子／加藤奈弥
発 行 者　東島俊一
発 行 所　株式会社 法研
東京都中央区銀座1-10-1（〒104-8104）
販売 03（3562）7671／編集 03（3562）7674
http://www.sociohealth.co.jp
印刷・製本　図書印刷株式会社

SOCIO HEALTH
小社は（株）法研を核に「SOCIO HEALTH GROUP」を構成し、相互のネットワークにより“社会保障及び健康に関する情報の社会的価値創造”を事業領域としています。その一環としての小社の出版事業にご注目ください。

ISBN978-4-87954-626-5 C0077 定価はカバーに表示してあります。